骨质疏松能防能治

编著者

周作新　王　浩　崔永红

金盾出版社

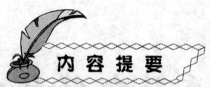

内容提要

　　骨质疏松可引起骨痛、驼背、骨折等并发症,严重地威胁着中老年人的身体健康,尤其对绝经后女性的健康影响更为严重。本书在介绍骨骼的解剖生理的基础上,着重对骨质疏松的发病原因、对健康的危害、诊治方法、饮食调养、运动康复、家庭护理,以及预防措施等给予详尽的阐述。其内容丰富,深入浅出,实用性强,适合于骨质疏松病人,基层医务工作者及希望了解骨质疏松疾病的广大读者阅读。

图书在版编目(CIP)数据

　　骨质疏松能防能治/周作新,王浩,崔永红编著.— 北京:金盾出版社,2015.10(2018.1重印)
　　ISBN 978-7-5186-0371-8

　　Ⅰ.①骨…　Ⅱ.①周…②王…③崔…　Ⅲ.①骨质疏松—防治　Ⅳ.①R681

　　中国版本图书馆 CIP 数据核字(2015)第 139740 号

金盾出版社出版、总发行
北京市太平路 5 号(地铁万寿路站往南)
邮政编码:100036　电话:68214039　83219215
传真:68276683　网址:www.jdcbs.cn
封面印刷:北京印刷一厂
正文印刷:北京万博诚印刷有限公司
装订:北京万博诚印刷有限公司
各地新华书店经销
开本:850×1168 1/32　印张:10　字数:200 千字
2018 年 1 月第 1 版第 2 次印刷
印数:4001～7000 册　定价:30.00 元

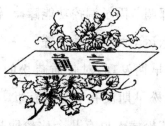

前言

骨质疏松是中老年人的常见病、多发病,位居中老年人五大疾病患病率之首,严重地危害中老年人的健康,尤其是绝经后女性的身体健康,已成为当今世界广泛关注的严重社会问题之一。有资料统计,45岁以上的妇女近1/3患有轻重不同的骨质疏松,而75岁以上的妇女骨质疏松的患病率高达90%以上。目前,全世界约有2亿人患有骨质疏松,我国是个人口大国,也是全球骨质疏松病人最多的国家,据统计,患病总人数已近1亿。

70%～80%的骨质疏松病人可有腰背酸痛的表现,有的还有踝关节痛,早起行走时有足跟痛;身高变矮和驼背;腕部和踝部易发生骨折,尤其是股骨颈和脊椎骨折更为严重,多数需要住院治疗,半数需要全天生活护理,20%需家人照顾。其中,有15%～20%病人会因各种并发症,如静脉血栓栓塞、感染等导致死亡。存活者中,约有50%以上留有终身残疾,许多人生活不能自理。

骨质疏松的病因与发病机制目前尚未完全清楚。但老年骨质疏松的发生,目前比较公认的致病原因主要有内分泌紊乱、骨代谢局部调节因子调控功能障碍、钙摄入减少、饮食及生活习惯不良、运动和负荷减少等。

骨质疏松的早期发现，对骨质疏松的防治有着重要意义。由于骨质疏松早期没有明显的症状，很容易被人们忽视。但是，骨质疏松病人也有几个比较明显的特征：老年人明显腰背痛，身形呈虾米状，容易跌倒骨折，夜晚小腿抽筋等。假如发现了这些身体信号，就必须要引起重视，赶快到医院做骨密度筛查，骨密度检测是诊断骨质疏松的"金指标"。

骨质疏松病人药物治疗很重要。但除此以外，人们平时在饮食上应多摄入含有丰富钙质及维生素D的食物；要养成进行户外运动的习惯，经常晒太阳；养成良好的生活方式，不吸烟，不酗酒；此外，定期去医院做骨密度的测定也同样重要，而且其作用是药物无法替代的。需要指出的是，骨质疏松的治疗单纯补钙是绝对不行的，一定要联合用药治疗和综合治疗，治疗方案要因性别、年龄、骨质疏松程度及其他疾病状况而定。

钙制剂不仅可以预防骨质疏松，更是治疗骨质疏松的基础用药。补钙已成为当今一种保健时尚。但是，很多人往往受广告的影响，不讲科学，盲目补钙，结果或事倍功半，或者得不偿失。中国消费者协会警示消费者要科学补钙，方能永葆健康。本书对科学补钙作了全面的诠释。防止骨质疏松的最终目的是减少骨折发生的危险,保持良好的生活质量。中国老年学会骨质疏松委员会专家指出,预防骨质疏松有三大举措:营养、运动、光照。在女性35岁以前,男性40岁以前,可以采用各种方法使峰值骨量越高越好,之后则要采取措施延缓骨量丢失。

预防要营养、运动、光照三大举措同时并进。其中,运动是防治骨质疏松的基本措施,运动有利于钙的吸收和肌肉、骨骼的强健,动作的协调。运动锻炼在老年性骨质疏松的预防中起着重要作用,有着药物不可替代的功效。

要进一步加强骨质疏松的宣传教育,使全社会认识到骨质疏松的普遍性和危害性,使广大的骨质疏松病人能够早期发现、早期诊断,以便得到及时治疗,最大限度地减少骨质疏松对中老年人的危害。

"沉舟侧畔千帆过,病树前头万木春"。愿本书的出版,给广大读者,特别是骨质疏松病人带来生命的动力,以乐观向上的心态面对骨质疏松带来的种种困难或挫折,永远使生命之树生机勃勃,让心中永远留住这春天的美景,念念向善、念念向生!

作 者

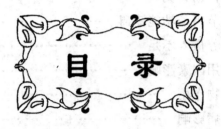

目　录

第一章 骨的生理与骨质疏松

一、骨的微结构与发育

1.骨的微结构 骨是由骨细胞、骨基质、矿物盐和纤维构成。骨的细胞成分包括成骨细胞、骨细胞和破骨细胞,骨细胞埋置于骨基质中。骨基质为有机的胶原纤维,有矿物盐沉积。因此,X线片上呈高密度影。

骨质按其结构分为密质骨和松质骨两种。长骨的骨皮质和骨的内外板为密质骨,主要由多数哈氏系统组成。哈氏系统包括哈氏管和以哈氏管为中心的多层环形同心板层骨。密质骨由于骨结构密实,X线片显影密度高且均匀。松质骨由多数骨小梁组成,骨小梁自骨皮质向骨髓腔延伸,互相连接形成海绵状,骨小梁间充以骨髓。松质骨X线显影密度低于密质骨,且可见多数骨小梁交叉排列。

2.骨的发育 骨的发育包括骨化与生长,在胚胎期即开始进行。骨化有两种形式,一种为膜化骨,包括颅盖诸骨和面骨。膜化骨是间充质细胞演变为纤维细胞,形成结缔组织膜,在膜的一定部位开始化骨,成为骨化中心,再逐步扩大,完成骨的发育。另一种为软骨内化骨,躯干及四肢骨和颅底骨与筛骨均属软骨内化骨。软骨内化骨是由间充质细胞演变为软骨,已具有成年骨的形态,即软骨雏形。为软骨原基。在软骨原基中心的软骨细胞肥大,基质钙化,软骨膜血管侵入软骨细胞囊中,由成骨细胞的成骨活动而成骨,形成原始骨化中心。以后,还出现继发骨化中心,骨化中心不断扩大,最后全部骨化,而完成骨骼的发育。锁骨及下颌骨则兼有两种形式的骨化。

骨骼在发育生长过程中不断增大,根据生理功能的需要,通过破骨细胞的骨质吸收活动而改建塑型。骨质的吸收过程称为破骨。骨髓腔的形成就是在骨发育过程中骨皮质内面骨吸收所造成的。骨骼的发育、发展主要是以成骨和破骨的形式进行的。

3.影响骨发育的因素　骨组织的生长必须具备两个条件,一是由成骨细胞的作用形成细胞外的有机质,骨细胞埋置于其中,形成骨样组织。二是矿物盐在骨样组织上的沉积。与此同时,还由破骨细胞作用进行骨吸收,如此而维持正常骨组织代谢的平衡。如果成骨细胞活动、矿物盐沉积和破骨细胞发生变化都将影响骨骼的发育,其中关系密切的有钙磷代谢、内分泌和维生素等因素。

二、骨的构造与功能

骨由骨质、骨膜、骨髓、神经和血管构成。

1.骨质　是骨的主要成分,表层为密质,内层为松质。密质质地致密,抗压、抗扭曲力强。松质呈海绵状,分布于骺部和骨内部。

2.骨膜 是纤维结缔组织构成的膜。它包裹除关节面以外的整个骨。骨膜内的一些细胞即能分泌成骨细胞和破骨细胞。它们在骨的发生、成长、改造、修复时功能最为活跃。

3.骨髓 在长骨骨髓腔及松质骨腔隙内,分红骨髓和黄骨髓。红骨髓内有红细胞和白细胞,红骨髓有造血功能,6岁前后,长骨内的红骨髓逐渐转化为黄骨髓,成为脂肪的储存库。红骨髓仅保留在椎骨、肋骨、胸骨及肱骨和股骨上端的松质骨内继续造血。

4.骨的血管 长骨的动脉包括滋养动脉、干骺端动脉、骺动脉和骨膜动脉,供应骨的营养。

5.神经 许多神经纤维伴随血管分布于骨。其中大部分是血管运动神经(内脏传出纤维),躯体感觉神经(躯体传入纤维)则多分布于骨膜,骨膜甚为敏感,骨折、骨病常引起剧痛。另外,成年人的骨坚硬,具有弹性,其抗压力约为15千克/平方毫米。骨内有胶原纤维束和黏多糖蛋白,这些有机质约占骨重量的1/3,它们构成骨支架,有弹性和韧性。碱性磷酸钙为主的无机盐类,约占2/3。幼儿骨中的有机骨相对多些,较柔韧,易变形,遇到暴力可能会弯而不断。老年人的骨纤维组织老年化,无机质相对多些,较脆,稍遇外力即易折碎。

三、骨的正常代谢过程

钙是构成人体的重要成分,正常人体内含有1 000~1 200克的钙。其中,99.3%集中于骨、牙组织,只有0.1%的钙存在于细胞外液,全身软组织含钙量占 0.6％～0.9％(大部分被隔绝在细胞内的钙储存小囊内)。

在骨骼和牙齿中的钙以矿物质形式存在;而在软组织和体液中的钙则以游离或结合形式存在,这部分钙统称为混溶钙池。机体内的钙,一方面构成骨骼和牙齿,另一方面则参与各种生理功能和代谢过程。

人体正常的骨代谢是骨组织不断进行改建活动的一个复杂过程,包括骨吸收和骨形成两个方面。该过程的顺序一般认为是:激活→骨吸收→骨形成。首先,参与骨吸收的破骨细胞大量被激活,破骨细胞将基质溶解,并把骨中钙移出,形成骨吸收;随后在骨吸收的表面形成骨细胞,成骨细胞合成非矿化的骨基质,同时把钙转运至钙化区;最后,钙、磷结晶逐渐沉积在骨基质中,骨基质钙化,形成骨组织。

在骨代谢的过程中,每天都有一定量的骨组织被吸收,又有相当数量的骨组织合成,两者保持着动态的平衡,当骨吸收大于骨形成时,可出现骨丢失,发生骨质疏松、骨软化等;当骨形成而无相应的骨吸收时,则可出现骨质硬化。

骨的代谢过程受到体内许多因素的调节,钙、磷、镁、内分泌激素和维生素等多种因素,均起着至关重要的作用。当这些因素发生异常时,就可造成骨代谢的紊乱。

四、钙在人体的重要作用

1.钙在人体内的分布 钙是人体中的重要因素,居体内各组成元素的第五位,是最丰富的元素之一;同时也是含量最丰富的矿物质元素,它占人体总重量的 $1.5\% \sim 2.0\%$。大约 99% 的钙集中在骨骼和牙齿内,其余分布在体液和软组织中。血液中的钙不及人体总钙量的 0.1%。正常人血浆或血清的总钙浓度比较恒定,平均为 2.5 毫摩/升($9\sim 110$ 毫克/升或 $4.5\sim 5.8$ 毫克当量/升);儿童稍高,常处于上限。随着年龄的增长,男子血清中钙、总蛋白和白蛋白平行地下降,而女子血清中的钙却增加,总蛋白则降低,但依旧比较稳定。

2.钙的生理作用 钙是人体的生命之源,是人体含量最丰富的无机元素,总量超过 1 千克,有人体"生命元素"的美誉。人体中的钙 99% 沉积在骨骼和牙齿中,促进其生长发育,维持其形态与硬度;1% 存在于血液和软组织细胞中,发挥调节生理功能的作用。

钙离子的生理作用决定了它对人类生命活动的重要性:

(1) 钙是构成骨骼和牙齿的主要成分,起支持和保护作用。

(2)钙离子对血液凝固有重要作用。缺钙时,血凝发生障碍,人体会出现牙龈出血、皮下出血点、不规则子宫出血、月经过多、尿血、呕血等症状。体内严重缺钙的人,如遇外伤可致流血不止,甚至引起自发性内出血。

(3)钙离子对神经、肌肉的兴奋和神经冲动的传导有重要作用,参与神经肌肉的应激过程。在细胞水平上,作为神经和肌肉兴奋-收缩之间的耦联因子,促进神经递质释放和分泌腺分泌激素的调节剂,传导神经冲动,维持心跳节律等。缺钙时人体会出现神经传导阻滞和肌张力异常等症状。缺钙会降低神经细胞的兴奋性,所以说钙是一种天然的镇静剂。

(4)钙离子对细胞的黏着、细胞膜功能的维持有重要作用。细胞膜既是细胞内容物的屏障,更是各种必需营养物质和氧气进入细胞的载体。正常含量的钙离子能保证细胞膜顺利地把营养物质"泵"到细胞内。钙可降低毛细血管的通透性,防止渗出,控制炎症与水肿。当体内钙缺乏时,会引起多种过敏性疾病,如哮喘、荨麻疹(俗称风块、鬼风疙瘩)、婴儿期湿疹、水肿等。

(5)钙对维持体内酸碱平衡,维持和调节体内许多生化过程是必需的。缺钙会降低软组织的弹性和韧性。

(6)钙离子对人体内的酶反应有激活作用。酶是人体各种物质代谢过程的催化剂,是人体一种重要的生命物质。钙能影响体内多种酶的活动,如 ATP 酶、脂肪酶、淀粉酶、腺苷酸环化酶、鸟苷酸环化酶、磷酸二酯酶、酪氨酸羟化酶、色氨酸羟化酶等均受钙离子调节。钙缺乏即会影响正常的生理代谢过程。钙离子被称为人体的"第二信使"和"第三信使"。

(7)钙离子对人体内分泌腺激素的分泌有决定性作用,对维持循环、呼吸、消化、泌尿、神经、内分泌、生殖等系统器官的功能至关重要。当体内钙缺乏时,蛋白质、脂肪、糖类不能充分利用,导致营养不良、厌食、便秘、发育迟缓、免疫功能下降。

(8)近年医学研究证明,人体缺钙除了会引起动脉硬化、骨质疏松等疾病外,还能引起细胞分裂亢进,导致恶性肿瘤;引起内分泌功能低下,导致糖尿病、高脂血症、肥胖症;引起免疫功能低下，导致多种感染；还会出现高血压、心血管疾病、老年性痴呆等。

〔专家提醒〕 钙是人体不可或缺的微量元素，它既是身体的构造者，又是身体的调节者，是我们人体的生命之源。成年人，尤其是老年人应重视补钙，婴儿及儿童应重视钙的自然摄入和适当补钙。从物质代谢平衡角度，补钙应该在"完全膳食"的基础上，针对不同人群的生理特点分别进行。

五、人体所需钙的补充

(一)人体对钙的需求量

许多膳食调查的资料指出，我国人口钙摄入量偏低。有关调查显示：正常人每天所需钙剂量为 1 000 毫克，最低标准为 800 毫克。我国人口膳食中，每天食入钙量仅为 400～600 毫克，而能吸收的仅 20％～25％，所以几乎人人缺钙。钙是中国人最缺乏的营养素，每天平均摄入量为 405 毫克，仅达到 RDA（即需要的数值）要求 800 毫克的 50.6％。

中国营养学会推荐的钙供给量标准为：从初生至 10 岁儿童，600 毫克/日；10～13 岁，800 毫克/日；13～16 岁，1 200 毫克/日；16～19 岁，1 000 毫克/日；成年男女，600 毫克/日；孕妇，1 500 毫克/日；乳母，2 000 毫克/日。英国成年男女供给量标准为 500 毫克/日；孕妇、乳母各 1 200 毫克/日。WHO 的标准，成年男女为 0.4～0.5 克，孕妇、乳母为1.0～1.2 克。

（二）人体补钙的来源

人体本身并无造钙的功能，而钙的流失却是一个长期、不断的过程。每年以 1%～5% 的速度流失，缺乏有效的钙源补充和钙的大量流失，是缺钙的主要原因。

那么钙从哪里得到呢？主要从下面 3 个途径：

1.食物　有人认为，补钙以食补为好，多吃含钙的食品如牛奶、鱼、虾、虾皮等，这些都叫富钙食品。

要注意的是：有些食品不仅含钙量少，吃了这些食物，还容易使体内的钙质丢失。①糖是酸性物质，而钙是碱性物，酸碱中和会消耗体内的钙。②含草酸多的食物，如菠菜、西红柿、巧克力。含磷多的食物，如咸肉、香肠，均能阻断人体对钙质的吸收。③少喝浓茶、咖啡和酒，因为它们能使钙质排泄。

富钙食品是否一定能供给人们大量的钙呢？也不一定，还牵涉到人体能否吸收的问题。有人经常喝骨头汤，食用高钙奶粉、牛奶等来补钙，而且以为补得越多越好。牛奶确实能补钙，其实真正起作用的是被吸收的钙，而不是总的钙量。例如，一杯 250 毫升的牛奶含有 300 毫克的钙，但是能被吸收的仅占 25%～30%。因此，真正被人体吸收的钙大约是 75 毫克。从骨头汤中能获得的钙是极低微的，实际骨髓只是存在于骨骼空腔中的脂肪组织而已。骨髓不含钙，将骨头汤作为富钙食品是错误的。

2.钙剂　市场上的钙剂很多，要注意钙剂分为营养钙（礼品钙）和药品钙两大类，我们应选用药品钙。各种钙盐的

吸收率都在 40％以下,目前市售钙剂中钙含量为:碳酸钙为
40％,磷酸钙为 31％,氯化钙为 37％,乳酸钙为 13％,葡萄
糖酸钙为 9％。

建议老年人每天晚上可以服用一些钙制剂以补充体内
钙的流失。为什么要在晚上服呢？研究表明,晚饭后人体分
泌胃酸较多,这时补钙吸收最高,利用率最佳。按照通常的
生活习惯,一般会在早晨喝点牛奶或者豆奶,这些本身就是
富钙食品,再服用钙剂显然没有必要;而在晚间 12 点以后至
凌晨这段时间,血钙最低,老年人就会出现夜间腿部抽筋等
缺钙现象。

3.运动 运动比单纯补钙更重要。单纯补钙既不能明
显增加骨密度,也不能改善骨质量,而经常运动者因骨头得
到硬力的刺激,常常可获得较好的骨质量。要经常到户外活
动,不仅可以呼吸新鲜空气,活动筋骨,还可以有一定时间接
触到阳光,促进合成维生素 D,改善肠道对钙的吸收,防止骨
质疏松。

（三）钙的吸收需要"阳光维生素"

在所有的维生素中,维生素 D 是最特殊的一种。因为
所有的维生素都来自食物,只有维生素 D 只存在于少数几
种天然食物中,而主要是人体的皮肤经阳光中紫外线的照射
产生。所以维生素 D 又被称为"阳光维生素"。

1.维生素 D_3 的生理功能 ①提高机体对钙、磷的吸收,
使血浆钙和血浆磷的水平达到饱和程度。②促进生长和骨
骼钙化,促进牙齿健全。③通过肠壁增加磷的吸收,并通过

肾小管增加磷的再吸收。④维持血液中柠檬酸盐的正常水平。⑤防止氨基酸通过肾脏损失。

维生素 D 对人体十分重要,特别对婴幼儿、儿童以及成年人和老年人都有着十分重要的意义。它能促进人体对钙的吸收和利用,促进钙沉积在骨骼。维生素 D 还能调节钙、磷的代谢,促进小肠对钙、磷的吸收,以及促进肾脏对钙、磷的重吸收。它的主要作用是升高血浆钙、磷水平,以促进骨的钙化。这种作用主要是通过促进肠钙吸收来实现的。

2.维生素 D 的食物来源　鱼、鱼卵、动物肝脏、蛋黄、奶油、黄油、干奶酪、肉类、奶、水果、坚果、蔬菜及谷物等。

日光照射不足或者食物中缺乏维生素 D 都会导致维生素 D 不足,而使食物中的钙、磷不能充分利用,临床上出现以骨骼病变为主的疾病——佝偻病、手足搐搦症(俗称"抽筋")、骨质疏松、骨软化症和易骨折。这些疾病在我国北方寒冷地区发病率较高,而维生素 D 对这些病症有显著的治疗效果。

一般认为,当摄入的钙、磷量合适时,每天摄入 100 国际单位(相当于 2.5 微克)维生素 D 就能预防佝偻病。中国营养学会 2000 年提出的每天膳食中维生素 D 的参考摄入量:从出生至 10 岁为 10 微克/日,11 岁至成年人为 5 微克/日、中期和晚期孕妇、乳母和 50 岁以上的老年人为 10 微克/日。

六、磷对骨质疏松的影响

磷在人体内的含量仅次于钙,约占体重的 1%。成年人体内磷的含量是 500～600 克,其中 90% 存在于骨骼中,10% 存在于细胞内。在软组织中的磷主要以有机磷、磷脂和核酸的形式存在。在骨组织中所含的磷主要以无机磷的形式存在,即与钙构成骨盐成分。血浆中磷分为有机磷和无机磷两类,与蛋白结合的磷称为有机磷,占大部分。血液中的磷完全以无机磷酸盐的形式存在,在骨内与钙结合成不稳定的磷酸钙,并与骨不断地进行交换。

磷存在于所有动、植物中,磷的来源主要是饮食,牛奶及乳制品、肉蛋类、蔬菜、坚果、豆制品中均含有丰富的磷。只要注意饮食营养丰富,一般情况下并不存在饮食磷的缺乏问题。食物中的磷,不论是以有机磷的形式还是无机磷的形式存在,均能在胃肠道吸收。摄入量的范围一般在 500～2 000 毫克。大多数食物的磷必须在肠道中变成无机磷才能被吸收,有机磷如磷脂可以直接被肠道吸收。磷主要的吸收部位在小肠,按小肠各部的吸收能力,依次是空肠、十二指肠和回肠。肠磷吸收的方式是由两条途径完成的:一条是由细胞途径,即细胞调节磷的主动转运过程;另一条是由细胞旁道,是磷的被动弥散的途径。正常成年人每日磷的需要量为 880 毫克,孕妇、儿童要稍多一点儿,摄入的磷有 60% 被再吸收。肠磷吸收受很多激素的影响,但主要受维生素 D 的控制,如果钙的摄入过多,会使磷酸盐变为不可溶的,使磷的吸收减少。

肾脏是调节磷代谢的主要器官。血磷可以自由通过肾小球滤过膜,因此原尿中磷的浓度与血磷相同。原尿中 85% 的磷在近端小管被再吸收,远端小管及部分肾单位可重吸收原尿 10％的磷。所以,肾小球滤过和近端小管对磷的重吸收是影响磷代谢的重要因素。在生理情况下,机体主要是通过近端小管对磷的重吸收来调节磷代谢的。

甲状腺激素是一种增加尿磷的激素,不但可以减少肾小管对磷的重吸收,同时还增加骨磷的动员。由于两种相反作用使甲状旁腺素对磷代谢的调节所起的作用受到限制,维生素 D 在肾磷调节方面,有对肾小管重吸收减少的结果。最近提出了降磷素,它是体内一种激素,与磷代谢有关。它可以抑制近端小管上皮细胞刷状缘上 NA-P 共转运体对磷的重吸收,使钠、磷减少,从而导致肾小管对磷的重吸收减少以致血磷降低。正常人血磷的浓度为 0.8~1.5 毫摩/升。

七、何谓骨质疏松

世界卫生组织(WHO)指出,骨质疏松是一种以骨量低下,骨微结构破坏,导致骨脆性增加,易发生骨折为特征的全身性骨病。骨质疏松是在 1885 年提出来的,但人们对骨质疏松的认识是随着历史的发展和技术的进步逐渐深化的。

1.骨质疏松的定义　1885 年 Pommer 首先提出骨质疏松一词,其意为骨质减少的一种疾病。随着历史的发展和科学技术的进步,人们对骨质疏松的认识逐渐深化。20 世纪中叶以来,世界上许多著名科学家都对骨质疏松进行了精辟的阐述,先后有科学家认为以骨量减少为特征,骨组织显微结构改变和骨折危险度增加的疾病称为骨质疏松;骨质疏松是指骨组织内单位体积中骨量减少的一个症候群。直到

1990年在丹麦举行的第三届国际骨质疏松研讨会,以及1993年在香港举行的第四届国际骨质疏松研讨会上,骨质疏松才有一个明确的定义,并得到世界的公认:原发性骨质疏松是以骨量减少、骨的微观结构退化为特征,致使骨的脆性增加及易于发生骨折的一种全身性骨骼疾病。

2.骨质疏松定义的内涵 原发性骨质疏松定义的内涵包括以下6个方面。

(1)骨量减少,应包括骨矿物质和骨基质等比例的减少。仅骨矿物质减少,骨基质不减少,是矿化障碍所致。对儿童来说则为佝偻病,对成年人来说则为软骨病。

(2)骨的微观结构退化,由骨吸收所致,表现为骨小梁变细、变稀乃至断裂。这实际上是一种微骨折,致使周身骨骼疼痛。

(3)骨的强度下降,脆性增加,难以承载原来载荷,可悄然发生腰椎压缩性骨折,或在不大的外力下就可发生腕部桡骨远端骨折或髋骨近端骨折。

(4)X射线照片、光镜病理片、电子显微镜照片,以及应用骨形态计量学方法,都可发现骨组织中形态结构及骨量的变化。

(5)骨量减少、骨钙溶出、脊柱压缩性骨折,致使"龟背"出现,并伴发老年呼吸困难、骨质增生、高血压、老年痴呆、糖尿病等一些老年性疾病。

(6)骨量减少和结构退化,反映骨密度下降,这为用各种射线装置、超声波检测仪及生物化学检测来诊断或鉴别诊断骨质疏松提供了理论依据。

一言以蔽之,骨质疏松,是一种骨代谢过程中骨吸收和骨形成的偶然出现的缺陷,导致人体内的钙磷代谢不平衡。

3.骨质疏松的主要病理变化 骨质疏松发病多缓慢,个别较快,主要表现以骨骼疼痛、易于骨折为特征,生化检查基本正常、全身性骨量减少性疾病。病理解剖可见骨皮质变薄,骨小梁稀疏萎缩类骨质层不厚。

(1)骨量减少:应包括骨矿物质和其基质等比例的减少。

(2)骨微结构退变:由于骨组织吸收和形成失衡等原因所致。骨皮质变薄,骨小梁数量减少,体积变小,骨小梁变细,出现断裂。部分成骨细胞细胞核固缩,空骨陷窝数增加;骨结构退行性变,骨力学强度下降,容易发生骨折。破骨细胞增多;骨小管变短,骨髓腔扩大。

(3)易骨折:骨的脆性增高、骨力学强度下降、骨折危险性增加,对载荷承受力降低而易发生微细骨折或完全骨折。可悄然发生腰椎压缩性骨折,或在不大的外力下发生桡骨远端、股骨近端和肢骨上端骨折。

八、骨质疏松的发病特点

骨质疏松是骨量明显减少、骨的微小结构破坏,使骨的脆性增高,骨折危险性增加的一种全身疾病。

骨质疏松的发病与性别、年龄、种族、地区、饮食习惯等因素有关。女性的发病率较男性高出许多,二者的发病率之比为2～6∶1。

骨质疏松的发病随年龄的增长而不断增加。人类的骨量在儿童期和青年期迅速上升,到 35 岁时达到高峰。然后开始减少,一般以每年约 1% 的速度递减,骨骼的密度及强度均下降,到 80 岁时,人体的骨矿含量比骨量高峰时减少了一半。因此,70 岁以上的老年人易患有骨质疏松。

患骨质疏松在性别上有很大的差异,女性的骨质疏松不仅比男性多,且出现得也较早。这是因为妇女绝经以后雌激素水平迅速下降,使骨量大量丢失;还可能导致严重的骨折,如股骨颈骨折、腰椎骨折、手腕部骨折等。

女性在绝经后便出现骨量丢失增加,每年约以 5% 的速度递减。尤其是停经过早或双侧卵巢切除后的妇女,其体内骨丢失的时间将会提前。统计资料表明,女性一生中将丢失 1/2 的松质骨及 1/3 的密质骨。50 岁以后的妇女,骨质疏松症的发病率要比同龄男性高出 2 倍或 2 倍以上,发病的时间也较男性提前 10 年。

骨质疏松的发病率在地理分布上虽有不同,但明显与人种有关,黑色人种中发病较少,最多的是白种人,其次是黄种人。在气候较冷的地区,骨质疏松的发病比气候暖和的地区高,城市居民比农村及山区居民高,高原地区比沿海地区高。

此外,酗酒、嗜烟、长期过量饮用咖啡、浓茶者,不当减肥节食挑食及营养不良者,体格瘦小、劳动强度不足、体育锻炼少者,不常晒太阳者,长期卧床者,更年期后妇女等,罹患骨质疏松的概率高于一般人。

九、中医对骨质疏松的认识

骨质疏松大抵属于古代文献中的"骨痿""骨枯""腰痛"的

范畴。中医学认为,肾中精气的变化与骨的关系密切,若肾精耗损,则其主骨生髓的功能减弱,而致髓不养骨,骨质丢失。

1.骨质疏松的病因

(1)肾虚是其发病根本:研究表明,肾虚患者骨密度、矿物质含量明显低于同年龄的健康人。随着年龄的逐渐增长,肾虚证的发生率逐渐升高,人体骨骼中的骨矿含量也逐渐减少。老年人的骨折发生率随肾虚证的发病率升高而明显上升。

(2)脾虚是重要因素:脾虚则气血不足,致使骨髓失养。另外脾为后天之本,肾为先天之本,肾精依赖脾精的滋养才能不断得以补充。若脾不运化,脾精不足,则肾精乏源,导致肾精亏损,骨骼失养,终致骨骼脆弱无力而发生骨质疏松。

2.骨质疏松的病机　骨痛是最常见最主要的临床症状,以腰背痛最为多见,且痛处固定不移。《医林改错》中明确指出"痛不移处"或"诸瘀证疼痛"定有瘀血,瘀血既是本病重要的病理基础,也是本病的病理产物。骨质疏松造成患者骨微结构骨小梁骨折,这种骨折不可避免地会损伤血络,导致骨内瘀血。

本病多由先天禀赋不足、后天调养失宜、久病失治、老年衰变、用药失当引发。

(1)先天禀赋不足,体质虚弱:父母体虚,遗传缺弱,胎中失养,孕育不足,造成肾气亏虚,肾精不足,髓空骨软。《灵枢·经脉》云:"人始生,先成精,精生而脑髓生,骨为干,脉为营,筋力刚,肉为墙,皮肤生而毛发长。"说明人在出生前后骨骼的生长、发育均依赖于肾精。

(2)饮食不节,损伤脾胃,精微不输:暴饮暴食、嗜欲偏食、饮酒过度等原因均会损伤脾胃。脾为后天之本、气血生化之源，脾胃长期受损，化源衰少，脏腑、经络、四肢百骸失于滋养，关节不利，肌肉瘦削，发为本病。

（3）久病失治，后天调养失宜损及五脏：久病或大病之后，邪气过盛，脏气损伤；或瘀血内结，新血不生；或病后失于调理，正气亏虚难复，精气亏耗，伤及五脏，"五脏之伤，穷必及肾"。

3.骨质疏松辨证分型 根据中医理论和临床资料，对骨质疏松的辨证分型如下：

（1）肝肾阴虚型：腰膝酸痛，眩晕耳鸣，失眠多梦，男子阳强易举，遗精，妇女经少经闭，或崩漏，形体消瘦，潮热盗汗，五心烦热，咽干颧红，溲黄便干，舌红少津，脉细散。患部关节痿软微热、僵硬等症状。

（2）肾气虚衰型：腰背酸痛，双膝行走无力，甚则轻微运动可引起胸背剧痛，或腰弯背驼，纳少，腹胀，饭后尤甚，大便溏薄，肢体倦怠，少气懒言，面色萎黄或㿠白，或水肿，或消瘦，舌淡苔白，脉缓弱无力。

（3）肾阳衰微型：腰膝酸软而痛，畏寒肢冷。尤以下肢为甚，头目眩晕，精神萎靡，面色㿠白或黧黑，舌淡胖苔白，脉沉弱。或滑泄阳痿，妇女宫寒不孕；或久泄不止，完谷不化，五更泄泻，或水肿，腰以下为甚，按之凹陷不起，甚则腹部胀满，全身肿胀，心悸咳喘；汗毛脱落，舌淡苔白，脉沉细。

（4）肾精不足型：患部酸楚隐痛，筋骨痿弱无力。表现为早衰，发脱齿摇，健忘恍惚，舌红，脉细弱。

（5）气血不足型：患部肿胀，沉重乏力，有压痛。表现为少气懒言,乏力自汗,面色萎黄,食少便溏,舌淡,脉细弱。

(6)气滞血瘀型:患部青紫肿痛,凝滞强直,筋肉挛缩。表现为痿弱麻木,口唇爪甲晦暗,肌肤甲错,舌质紫暗,脉细涩。

(7)风邪偏盛型:患部瘙痒,可见红斑。表现为游走性关节疼痛,入夜稍安,肢节屈伸不利,手足不仁,苔薄白,脉浮。

十、骨质疏松是冷酷的隐形杀手

骨质疏松是一种症状不明显的进行性发展的疾病。骨质疏松作为一种疾病,愈来愈受到公众的关注,而其严重的并发症——骨折更受到医生及民众的广泛重视。

1.骨质疏松是静悄悄的流行病 骨质疏松的发生是缓慢无声的,在造成骨折或其他不良后果前往往不被人意识到,而女性则是骨质疏松的高发人群。目前我国妇女因骨质疏松性骨折致死的死亡率已高于乳腺癌、心肌梗死、脑卒中死亡率的总和,医生将其形象地比喻为"冷酷的隐形杀手"。

2.骨质疏松正威胁中青年人群 "中国老年学学会骨质疏松诊疗与研究广东基地"对大城市 300 余名30～50 岁男性进行的 X 线骨密度测试发现,超过 50% 的被调查者骨密度不正常。以往骨质疏松多发于中老年妇女,但是由于不健康生活方式的影响,骨质疏松也正威胁到中、青年人群。

原发性骨质疏松主要病人为 40 岁以上,逐渐进入绝经期的妇女,以及 50 岁以上包括男性的中老年人,而近年来,患病人群更呈年轻化趋势。目前,我国 50 岁以上女性的骨质疏松率已高达 30% 以上。

研究发现,对 304 名进行体检的健康男性进行的 X 线骨密度测试,其中 30～49 岁年龄组的人群骨密度不正常的比例竟然超过了 50%,这主要与其经常吸烟、喝酒、熬夜有关。有关专家指出,我国目前有 66% 的男性吸烟,84.1% 的男性饮酒,这些不健康的工作、生活方式对骨密度的破坏,已经远远超过了人们长期以来的认识。

3.骨质疏松的危害

(1)骨折的发生率高:骨质疏松最常见的并发症是骨折,轻微外力即可导致骨折,如咳嗽可发生肋骨骨折。60 岁以上老年人骨质疏松并发骨折者高达 12%。轻者可使活动受限,重者须长期卧床,给社会和家人造成很大负担。

(2)骨折引发其他疾病:老年人骨折可引发或加重心脑血管并发症,导致肺感染和压疮等多种并发症的发生,严重危害老年人的身体健康,甚至危及生命,死亡率可达 10%～20%。

(3)短期治疗难以奏效:骨质疏松的危害性还在于它常常是默默无声、悄悄地发生。多数人没有明显症状,而随着年龄增长,骨钙在不断流失,一旦出现症状,骨钙常常丢失达 50% 以上,短期治疗难以奏效。

(4)病人表现痛苦异常:骨质疏松症的表现主要为疼痛,身材变矮,骨折。严重骨痛可影响老年人的日常生活、饮食和睡眠等,常使病人生活无规律,牙齿过早脱落,一半病人生活不能自理,痛苦异常。

十一、骨质疏松对身体的危害

1.骨质疏松跃居国人慢性病第四　据估计,我国骨质疏松病人人数超过 9 000 万,其中骨质疏松发生率占 60 岁以上老年人的 56％,在绝经后妇女发生率更高,为 60％～70％,每 2 个老年人中就有 1 人患病。按最保守估计,我国每年医疗费用也需要 150 亿人民币。虽然与高血压、糖尿病等同属于常见慢性病,但骨质疏松病人对治疗的依从性普遍低于其他慢性病。

2.骨质疏松未被公众普遍认识

(1)缺乏骨质疏松相关知识:由于骨质疏松知识尚未在人民群众中普及,甚至连老年人本人也没有认识到此病的危害性。在传统认识的影响下,有许多骨质疏松病人即使有腰背酸痛、人变矮了或出现驼背现象,也认为这不是什么疾病,只是人老的必然结果,因而不去就医。

(2)不能及时就医:特别重要的是骨质疏松的危害性常常是默默无声、悄悄的发生,多数人没有觉察。只是有一些病人由于夜间下肢抽筋次数增多,无法入睡,失眠、腰背疼痛加重,难以度日时,才在子女的陪同下到医院就诊,经骨密度等检查,诊断为骨质疏松后开始治疗。

(3)医生重视不够:有一些病人因出现腰背酸痛、关节痛等症状去医院就诊了,但因有少数医生对骨质疏松及可能产生的严重后果认识不足,嘱病人只要回去服用钙制剂就可以了,而不给予深入的检查,也不去研究为病人制订何种治疗方案,以致使骨质疏松症状不见好转且逐渐加重。

还有少数医生在听病人主诉腰背酸痛,或腰椎 X 线摄片发现有椎体骨质增生,但不深入考虑病人是否还患有骨质疏松,就认为病人是因老年性退行性骨关节炎,而给予芬必得、戴芬等非甾体类镇痛药予以对症治疗。这样既延误了病情,又使病人承受了由于长期服用此类药物而出现的胃部不适、胃溃疡出血和肾功能受损的可能。

3.病人依从性差影响治疗效果 由于骨质疏松的治疗是一个长期的过程,治疗效果受病人依从性的影响较大,也是一直以来困扰医生和病人的重要问题。由于用药复杂、次数频繁、担心胃肠道不良反应、缺乏快速疗效等原因,骨质疏松病人长期治疗依从性差成为一个普遍问题。有报告显示:美国骨质疏松病人的长期治疗依从性仅为 50%。病人治疗依从性差将导致治疗效果不佳,无法有效抑制骨转换,骨密度大幅降低,增加骨折风险,并由此为美国带来每年一千亿美元的高额治疗费用。由于其防治费用及病人对家庭成员的依赖,给社会造成了沉重的负担。

4.加强骨质疏松健康教育 关注骨质疏松,加强健康教育是防治骨质疏松的重要环节。通过健康教育,让人们对骨质疏松有了深入全面了解,加强对骨质疏松的认知,增强病人的依从性更好地坚持骨质疏松的治疗,达到预期治疗目的。骨质疏松的防治任重而道远,与糖尿病、高血脂、高血压的防治一样,对于人类的健康具有深远意义。提高全社会对骨质疏松的认识,重视防治工作,对于广大医护人员来说至关重要。

第二章　骨质疏松的发病基础

一、骨质疏松的病因与机制

骨质疏松的病因与发病机制目前尚未完全清楚。老年骨质疏松的发生，目前比较公认的致病原因主要有内分泌紊乱、骨代谢局部调节因子调控功能障碍、钙摄入减少、饮食及生活习惯、运动和负荷减少等。

（一）内分泌水平下降

大量研究表明，老年骨质疏松的发生与内分泌紊乱有密切关系。

1.男性　男性骨质疏松是因为性功能减退所致睾酮水平下降引起的。男性自 10 岁起血浆睾酮逐渐上升，青春期达高峰，并维持相对恒定。随着年龄的增长，睾酮水平逐渐降低。有些人40～50 岁后开始明显降低，有些人 65 岁后开始降低，而这一时期骨量丢失也开始明显，髋部骨折病人增多。

2.女性　女性病人由于雌激素缺乏造成骨质疏松，骨质疏松在绝经后妇女特别多见，卵巢早衰则使骨质疏松提前出现，提示雌激素减少是发生骨质疏松的重要因素。女性绝经后雌激素主要是雌二醇(R2)和雌醇(E1)明显减少。体外细胞培养发现成骨细胞有雌激素受体(ER),雌激素与成骨细胞的雌激素受体结合后促进成骨。同时,雌激素缺乏时,破骨细胞对甲状旁腺素敏感性增高,骨吸收增强。因此,绝经后雌激素减少、骨丢失增多,是造成骨质疏松的重要因素。

3.绝经 妇女绝经后 5 年内会有一突然显著的骨量丢失加速阶段,每年骨量丢失 2%～5%是常见的,20%～30%的绝经早期妇女骨量丢失＞每年 3%,称为快速骨量丢失者;而 70%～80%妇女骨量丢失每年＜3%,称为正常骨量丢失者。瘦型妇女较胖型妇女容易出现骨质疏松并易骨折,这是后者脂肪组织中雄激素转换为雌激素的结果。与年龄相仿的正常妇女相比,骨质疏松病人血雌激素水平未见有明显差异,说明雌激素减少并非是引起骨质疏松的唯一因素。

4.老龄 老年人甲状旁腺素及降钙素水平亦有变化,与老年骨质疏松的发生有一定关系。一般来说,老年人存在肾功能生理性减退,表现为 $1,25-(OH)_2D_3$ 生成减少,血钙降低,进而刺激甲状旁腺激素分泌,故多数学者报道血中甲状旁腺激素浓度常随年龄增长而增加,增加幅度可达 30%甚至更高。对绝经后骨质疏松女性的甲状旁腺功能研究结果显示,功能低下、正常和亢进皆有。一般认为老年人的骨质疏松和甲状旁腺功能亢进有关。

(二)钙代谢失调

钙是人体第五位重要的无机元素,是骨骼的重要成分。钙摄入减少是导致骨质疏松的先决条件。毫无疑问,钙缺乏是成年人骨质疏松的原因之一。正常人每日摄入钙量约为10毫克/千克体重,其中少量为人体所利用,大部分随尿及大便排出以维持钙的代谢平衡。如果摄入的钙量减少,或是肠吸收功能障碍,或是从尿及大便中排泄量增加,则易引起由于缺钙所造成的骨质疏松。此时,如果再加上内分泌紊乱的影响,则更易引起骨质疏松。

人体维持钙平衡需要多种调节因素,其中 $1,25\text{-}(OH)_2D_3$ 较为重要。$1,25\text{-}(OH)_2D_3$ 的主要作用是促进肠道对钙的吸收。人通过食物不能获得充足的维生素D,还需要体内产生一部分才能满足人体的需要。人体内产生维生素D需要日光照射、皮肤接受紫外线的刺激。老年人户外活动少,接受日光照射减少,皮肤合成维生素D的能力下降。老年人肾功能低下,合成 $1,25\text{-}(OH)_2D_3$ 量减少。老年人肠吸收维生素D能力也下降。所以,老年人维生素 D_3 血浓度降低。另外,绝经后妇女肠黏膜对 $1,25\text{-}(OH)_2D_3$ 的敏感性降低。肠黏膜对钙的吸收减少,导致血钙降低。因此,$1,25\text{-}(OH)_2D_3$ 缺乏在老年骨质疏松的发生过程中占有重要地位。

(三)调节因子功能障碍

骨组织局部细胞可分泌很多调节因子,针对局部细胞发挥作用。骨组织细胞通过自分泌和旁分泌效应,对前成骨细胞的增殖、分化及成骨细胞和破骨细胞的活动有重要调节作用。这些调节功能障碍可造成骨形成-骨吸收耦联丧失平衡,出现骨吸收增加,导致骨质疏松。已发现与骨质疏松有关的因子有胰岛素样生长因子(IGF)、成纤维细胞生长因子(FGF)、前列腺素(PG)、白介素(IL-1、IL-6)、肿瘤坏死因子(TNF)、转移生长因子(TGF)及骨钙素(BGP)等。这些因子的调节功能很复杂,有些功能还在进一步研究中。

(四)营养摄入不足

已经发现,青少年时钙的摄入与成年时的骨量峰直接相关。钙的缺乏导致 PTH 分泌和骨吸收增加,低钙饮食者易发生骨质疏松。维生素 D 的缺乏导致骨基质的矿化受损,可出现骨质软化症。长期蛋白质缺乏造成骨基质蛋白合成不足,导致新骨生成落后,如同时有钙缺乏,骨质疏松则加快出现。维生素 C 是骨基质羟脯氨酸合成中不可缺少的,能保持骨基质的正常生长和维持骨细胞产生足量的碱性磷酸酶,如缺乏维生素 C 则可使骨基质合成减少。

健康的骨骼需要全面的营养,骨营养补充的渠道一是从日常膳食中补充;二是专向补充骨营养剂。无论哪种渠道人体吸收功能是关键。骨营养除钙等矿物质外还需要骨胶原蛋白的参与。中老年时期,钙与胶原蛋白均明显减少,加之吸收障碍,骨质疏松继而发生。

可以将骨骼比作银行,骨形成好比存钱,骨吸收好比花钱。30 岁时储蓄大于支出,30~40 岁收支平衡,女性 35 岁、男性 40 岁后支出高于储蓄。女性 28 岁、男性 32 岁骨量达到最高值叫峰值骨量。人在 35 岁前骨代谢旺盛,摄入的钙很快吸收进入骨骼中沉淀,骨骼生长再生迅速,此时骨最强壮。由于骨骼中成骨细胞作用在此期间骨形成大于骨丢失,女性 35 岁、男性 40 岁后，每年即以 1％速度骨量减少，而到了老年及绝经后妇女骨量以每年 2％～3％速度减少，女性 80 岁时骨量可丢失一半。老年人由于胃肠功能减弱，骨营养吸收减少而流失增加，骨形成和骨破坏失去平衡。表现骨结构中骨小梁破坏、变细、断裂、间隙变大、中空，就像放置很久的糠萝卜，这时极易造成骨折。

健康的骨骼与钙和维生素 D_3 的摄入量有关。儿童每天摄钙量应为 400～700 毫克，生长期少年为 1 300 毫克，月经期妇女为 700 毫克，孕妇 1 500 毫克，哺乳妇女为 2 000 毫克，绝经后妇女每天需摄入钙 1 500 毫克才能防止骨丢失。奶制品和绿叶蔬菜是食品中钙的主要来源；而高蛋白饮食亦会增加尿内钙的丢失，蛋白质摄入量增加 1 倍，尿钙丢失增添 50％。

人体维生素 D_3 来源一半来自食物，另一半来自日光照射。老年人光照不足，可致维生素 D_3 缺乏。青年人每日需维生素 D 400 国际单位，老年人为 800 国际单位。老年人由于牙齿脱落及消化功能降低，食欲缺乏、进食少，致使蛋白质、钙、磷、维生素及微量元素摄入不足和营养不良，特别是维生素 D 缺乏。维生素 D 有促进骨细胞的活性作用，但从外界摄取和皮肤合成的维生素 D 需要在肾脏作用下转化为有活性的维生素 D_3。由于年龄的增长，肾功能减退而转化酶也随之减少，又由于维生素 D 不能有效消化，使胃肠道的吸收下降造成骨形成不足。此外，钙、磷及蛋白质的摄入不足使钙、磷比例失调，都使骨的形成减少。

（五）失用因素影响

肌肉对骨组织产生机械力的影响,肌肉发达、骨骼强壮,则骨密度值高。由于老年人活动减少,使肌肉强度减弱、机械刺激少、骨量减少,同时肌肉强度的减弱和协调障碍使老年人较易摔跤,伴有骨量减少时则易发生骨折。老年人患有脑卒中等疾病后长期卧床不活动,因失用导致骨量丢失,容易出现骨质疏松。

（六）药物作用

抗惊厥药,如苯妥英钠、苯巴比妥及卡马西平,引起治疗相关的维生素 D 缺乏,以及肠道钙的吸收障碍,并且继发甲状旁腺功能亢进。过度使用包括铝制剂在内的制酸剂,能抑制磷酸盐的吸收,以及导致骨矿物质的分解。糖皮质激素能直接抑制骨形成,降低肠道对钙的吸收,增加肾脏对钙的排泄,继发甲状旁腺功能障碍,以及性激素的产生不足。长期使用肝素会出现骨质疏松,具体机制未明。化疗药,如环孢素 A,已证明能增加啮齿类动物的骨更新。

（七）疾病影响

全身性疾病,如肿瘤,尤其是多发性骨髓瘤的肿瘤细胞产生的细胞因子能激活破骨细胞,以及儿童或青少年的白血病和淋巴瘤,后者的骨质疏松常是局限性的。胃肠道疾病,如炎性肠病导致吸收不良和进食障碍;神经性厌食症导致快速的体重下降及营养不良,并与无月经有关。珠蛋白生成障碍性贫血,源于骨髓过度增生及骨小梁连接处变薄,这类病人中还会出现继发性性腺功能减退。

(八)遗传因素

骨质疏松以白种人尤其是北欧人多见,其次为亚洲人,而黑人少见。骨密度为诊断骨质疏松症的重要指标,骨密度值主要决定于遗传因素;其次受环境因素的影响。有报道青年双卵孪生子之间的骨密度差异是单卵孪生子之间差异的4倍,而在成年双卵孪生子之间骨密度差异是单卵孪生子的19倍。

近期研究指出,骨密度与维生素 D 受体基因型的多态性密切相关。有报道维生素 D 受体基因型可以预测骨密度的不同,可占整个遗传影响的 75%;经过对各种环境因素调整后,bb 基因型者的骨密度可较 BB 基因型高出 15% 左右;在椎体骨折的发生率方面,bb 基因型者可比 BB 基因型晚 10 年左右;而在髋部骨折的发生率上,bb 基因型者仅为 BB 基因型的 1/4。此项研究结果初步显示在各人种和各国家间存在很大的差异,最终结果仍有待进一步深入研究。其他如胶原基因和雌激素受体基因等与骨质疏松的关系的研究也有报道,但目前尚无肯定结论。

(九)其他因素

不良生活习惯、不当运动和失重等也可导致骨质疏松。

1.生活习惯的影响 人的生活习惯与发生骨质疏松有

一定关系。据研究,饮酒对成骨细胞有毒性作用。健康男性每日饮酒30毫升,3周后血中钙浓度即可降低,意味着成骨细胞活性下降。进一步研究表明,饮酒者骨生成率明显减少。饮酒还可能造成维生素D代谢紊乱及性腺功能减退。吸烟者也容易出现骨质疏松。奶制品含钙量高,且容易吸收。很多人为减肥不喝牛奶,饮食中含钙量少,容易造成钙摄入不足。

2.运动量不足 机械性负重应力为影响骨骼发育和再塑的主要外来因素。保持正常的骨钙量和骨密度需要不断的运动刺激,缺乏运动就会造成脱钙,出现骨质疏松。目前认为,丧失了肌肉收缩是引起骨质疏松的主要原因。随着年龄的增长,户外运动减少也是老年人易患的重要原因,如骨折后石膏制动,神经与脊髓损伤和长期卧床或骨折固定都会出现骨质疏松。另外,如果不注意锻炼身体,出现骨质疏松,肌力也会减退,对骨骼的刺激进一步减少。这样,不仅会加快骨质疏松的发展,还会影响关节的灵活性,容易跌倒,造成骨折。

但是,长期的大强度运动却又可导致特发性骨质疏松。

3.失重影响 宇宙飞行时由于处于失重情况下亦可出现骨组织丢失,失重情况下84天后其骨质疏松情况极似失用性骨质疏松。在太空飞行中,宇航员骨骼损失和肌肉退化的速度,比地球上患有骨质疏松的病人快10倍。在失重环境中每逗留一个月,人的骨质会损失约2%,而骨骼疏松病人如每年损失4%就算是重症病人了。因此如果真的要前往太空,宇航员必须在旅途中坚持空中锻炼以减缓骨质疏松的进程。

二、引起骨质疏松的高危因素

当今,骨质疏松已是一个世界范围的、越来越引起人们重视的健康问题。特别需要强调的是,目前医学上还没有安全有效的帮助已疏松的骨骼恢复原状的方法,因此正确认识、早期预防尤为重要。骨质疏松在发病早期没有任何临床表现,然而一旦出现骨折现象时,已是严重阶段。专家指出,了解与骨质疏松发病的有关高危因素,对做到防患于未然十分重要。

1.绝经妇女和65岁以上者　老年人由于性腺分泌减少,进食少,钙摄取少,室外活动少,日照少,维生素D合成不足;肌肉缺乏锻炼,骨骼内血液循环减少,骨骼的钙容易被移出;各器官退变,器质性疾病增多;运动迟缓,反应迟钝,视听力减退,损伤机会增加都是老年人容易发生骨质疏松性骨折的原因。

2.受遗传因素影响者　白种人较黄种人和黑种人更易患骨质疏松;有骨质疏松家族史者发生骨质疏松的概率高,有专家认为,对骨峰值的建立,遗传因素占70%～80%,生活方式占30%。

白种人或亚洲人、女性及50岁以上人群。3种危险因素中有1种,则骨质减少危险增加,若3种全有,那么骨折危险会大增。60岁以上人群更应当心,因为骨质减少危险会随着年龄增长而增大。有关专家表示,75岁以上女性中,骨折发病率高达 90％。50 岁以上人群应测骨密度,发现问题及时治疗。

家族史也是骨质疏松的一大重要信号。如果家族中有骨质病史、姿势不良、身高缩短等问题,那么你发生骨质疏松的危险就相对更大。有一级、二级亲属在 50 岁前或绝经前罹患骨质疏松症。专家建议,弄清家族中是否有人患过骨质疏松,如实将家族史告诉医生,以便正确预测骨质疏松危险。

3.长期低钙饮食和营养缺乏者 主要有两种情况:一是钙的摄入不足。相关调查发现,牛奶的摄入对腰椎、股骨近端骨峰值有明显影响,每天喝牛奶的人比较不喝或偶尔喝牛奶的人骨峰值高 6.6％。当钙摄入不足时,机体为了维持血清钙的水平,就要将骨中的钙释放到血中,由此骨中钙量逐渐减少,易引起骨质疏松。二是维生素缺乏。尤其是老年人日晒减少、消化道功能减退等原因,容易导致体内活性维生素 D 的量不足。体内维生素 D 量不足时,则保护骨的作用不足,可发生佝偻病、软骨病和骨矿化障碍,易发生骨质疏松。维生素 C 缺乏,影响骨基质形成和使胶原的成熟发生障碍,易产生骨质疏松。维生素 K 摄入量长期低下者,其股骨颈骨折的危险性增高。

4.饮食紊乱症者 厌食症是骨质疏松的一盏警示红灯。过度减肥容易降低激素水平,导致月经紊乱,雌激素水平降低会直接影响女性骨骼健康。有关专家建议,厌食症或暴食症病人应及时治疗,恢复正常饮食习惯。另外还应确保经常饮用牛奶,补充钙、镁、维生素 D 制剂,以保证骨骼和牙齿健康。

5.由于乳糖不耐受等原因而不喝牛奶者 牛奶是最佳壮骨食物,补充钙质维生素 D 强化牛奶更关键。有关专家建议,经常饮用牛奶和维生素 D 及钙镁等矿物质强化豆奶,都有助于增强骨质,防止骨质疏松。

6.身体消瘦者 消瘦和骨架较小的人罹患骨质疏松的年龄会更早。在 20～25 岁时骨质密度达到峰值,从 30～40 岁开始下降。因此,30 多岁时最应注意增强骨骼健康,具体措施包括:多吃奶制品等富含钙食物,多进行跑步和跳跃等冲击力较大的运动。40 多岁时,继续保持饮食营养,增加钙镁和维生素 D,多做力量训练。力量训练有助于预防骨质流失。

7.过早闭经或卵巢切除雌激素下降者 绝经后,妇女由于卵巢停止产生雌激素而发生骨丢失。除了调节月经周期之外,雌激素还能够保持骨钙含量,维持骨质。低水平雌激素是妇女绝经后发生骨质疏松的主要原因。65 岁以上的妇女约有 1/4 罹患骨质疏松,年老的妇女有 1/3 罹患脊椎骨折,8% 的妇女在年老时会发生股骨上端骨折。

8.酗酒、吸烟和长期饮咖啡、浓茶者 吸烟使骨质减少的原因很多,吸烟者一般比非吸烟者体重微轻,这使他们的危险性增加,此外钙的吸收也会减少。吸烟的妇女绝经期会提前,而且吸烟会降低雌激素水平。多项研究表明,吸烟会降低骨质密度。成年期经常吸烟的人骨质疏松发病率更高。研究发现,无论什么年龄戒烟都会使骨骼受益,因此戒烟越早越好。

酗酒(每天饮酒超过 250 毫升)的人患骨质疏松的概率会增加,因为他们的骨量低,而且骨丢失的速度更快。这种骨丢失可能就是酒精对骨作用的直接后果。研究发现,酒精容易导致骨骼变脆,因为酒精会导致骨骼中钙、镁等矿物质流失。饮酒越多,危险就越大。饮酒对女性骨骼的影响比男性更大。为了保护骨骼,务必减少饮酒量或戒酒。以茶或温牛奶加蜂蜜取而代之。

在日常生活中有喝浓茶和浓咖啡的习惯,过量饮用很容易让人体排尿量增加,造成部分钙流失,长期下去会导致骨密度减少,从而成为产生骨质疏松的重要原因。

9.长期使用药物者 有许多药物可以引起骨质疏松,骨丢失的程度与用药剂量和用药时间长短成正比。糖皮质激素是引起药物性骨质疏松的最常见原因,服用糖皮质激素6个月以上的病人几乎50%都发生骨质疏松。癫痫患者长期服用抗癫痫药物可导致低钙血症、高碱性磷酸酶血症、骨质软化、骨矿含量降低,部分病人合并骨质疏松。此类药物可直接影响肠道和骨组织对钙的吸收。另外,长期使用巴比妥、肝素等药物,也会影响骨钙代谢,发生骨质疏松。

10.多胎生育者 生育年龄延续到中年,如果钙质代谢供不应求,易导致骨量减少。

11.身患慢性疾病者 许多内分泌疾病如库欣综合征、糖尿病、类风湿关节炎等,都可合并骨质疏松。雄性激素对男性骨峰值的获得起重要作用,性腺发育异常的男性骨量明显低于正常。

慢性肝脏病人易发生代谢性骨病,其中以慢性淤胆性肝病包括原发胆汁性肝硬化、原发硬化性胆管炎,发生代谢性骨病最为常见。失用性骨质疏松可见于骨折或骨病长期固定后、小儿麻痹症的瘫痪、脑血管意外后的瘫痪、脊髓损伤后的截瘫等长期卧床病人。多发性骨髓瘤、白血病、淋巴瘤、肥大细胞增多症及各种恶性肿瘤骨转移,由于恶性血液细胞浸润骨骼,可引起骨骼破坏、骨质疏松。

12.失重状态下工作者　在失重的情况下,骨的机械支撑功能减退,如宇航员飞行时由于处于失重状态,亦可出现骨组织丢失,失重状态下84天后其骨质疏松情况极似失用性骨质疏松。

三、骨质疏松的发病面面观

(一)女性骨量丢失较男性快

从医院就诊的骨质疏松病人来看,以围绝经期妇女居多,这的确是一个很值得研究的问题。1940年美国一位骨科医生发现他所治疗的42例骨质疏松合并髋骨骨折中,40例是绝经后的妇女。他第一次提出这个问题:"是绝经造成骨质疏松的发生。"引起后来不少研究者的兴趣。

他们在研究中发现,男性和女性在40岁前虽都已有骨量缓慢下降,每年丢失0.3%～0.5%,但40岁以后妇女的骨量下降速度明显加快,而且主要是绝经后雌激素水平下降明显的妇女,每年平均丢失的骨量为2%～3%,个别人高达7%。绝经8～10年后丢失速度才减慢,但老年女性的骨量已比男性的低30%。女性一生约丢失50%的松质骨和35%的密质骨,男性的骨质丢失只有女性的2/3。70岁的妇女骨量只有 30 岁时的 57.5％～61.2％,而丢失最快的时间是绝经 5 年之内,可高达每年 10.5％,10 年后丢失降为每年1％以下。骨量丢失超过 15％ 则易发生骨折。这些骨量的变化主要与雌激素的改变有关,与其他激素及脑垂体激素变化的关系较小。

研究人员通过实验证明,雌激素能够影响调节骨代谢的物质,能同时抑制骨形成和骨的吸收过程。雌激素的分泌减少,使骨形成和骨吸收都加快,但吸收的加速幅度比形成的更大,因此骨吸收的量超过骨形成量,于是产生骨质疏松。1987 年美国科学家进一步发现,雌激素除了它的间接作用外,还对骨代谢产生直接的调节作用,更说明了绝经后妇女体内雌激素水平的下降,是她们骨质疏松发生的最重要的原因。绝经越早,发生骨质疏松越早,可能发生骨折的时间越长,机会越多。绝经后妇女用雌激素替代治疗,能够防止骨质疏松的加重,甚至使之减轻或可不发生临床症状,则从另一方面证明雌激素缺乏与骨质疏松的关系。男性的骨量丢失是始终以一个速度缓慢进行的,骨质的总丢失量比女性相对较小,发生骨质疏松的时间也相对晚一些,因骨质疏松而导致骨折的发生率也较女性为低。

从上述可以知道,之所以中老年女性比男性易患骨质疏松,其原因就是雌激素水平在更年期以后下降过快。

(二)女性比男性易发生骨质疏松

我国妇女骨折的发生率,随着年龄的增长而增高。女性骨质疏松的发生率是男性的 6～10 倍,绝经 20 年以上者可达到 53.62%～57.89%。为什么女性比男性更易发生骨质疏松呢？

1.男性骨架和骨质量比女性大　骨质疏松更加"青睐"女性，与女性绝经后快速丢失相比，男性骨量丢失过程缓慢。又因男性的骨架和骨质量比女性大，横截面积也比女性大25%～30%，所以，男性骨质疏松的发病率及发生骨折的概率低于女性。但是，男性骨质疏松的危害性一点儿也不比女性低。

2.女性内分泌下降的幅度远远大于男性　随着年龄增长，女性的内分泌功能开始减退，体内激素水平下降的幅度远远大于男性，这就会使骨骼合成代谢刺激减少，导致骨密度降低，出现骨质疏松。大量科学研究证明，当雌激素水平降低时，会造成骨的大量丢失，这是女性绝经后发生骨质疏松的重要原因之一。

3.女性以瘦为美而节食　不少女性为求得"骨感美"，常常采取各种手段减去体内的脂肪，导致体内脂肪所剩无几。缺乏脂肪会间接地造成雌激素的缺乏，继而引起骨质疏松。所以，以瘦为美的现代女性老来发生骨质疏松的机会会更大。

4.女性不合理的饮食习惯　不少女性喜欢吃零食，生活中常偏食，这样往往不能均衡地摄取营养，尤其是当摄入的蛋白质、矿物质和维生素达不到需求量时，会直接影响体内钙质的吸收，使骨密度降低。

5.女性运动量不足　相对于男性来说，女性平时运动要少一些，这也会使患骨质疏松的概率大增。

6.女性不养育或哺乳期过长 如果未曾生育过子女,骨骼就无机会获得额外的骨骼组织。如果生育子女过多,每个孩子的哺乳期超过一年,就可能会过量消耗自己体内的钙,引起骨质疏松。

(三)女性骨质疏松比癌症危害大

50多岁的孙女士近来觉得自己有点儿不对劲儿,心慌、失眠,出汗越来越多,骨头好像也不像以前那么结实。这一年,因为骨折就住了两次医院,大半年都是在医院里过的。医生说她这是由于围绝经期雌激素缺乏而引起的骨质疏松。

医生认为:卵巢功能衰退是导致女性出现雌、孕激素缺乏而进入绝经期的直接原因。绝经已不再仅仅是生理变化,而是一种内分泌的病理变化。对于 45~60 岁的妇女,有85%会在绝经前后出现潮热、出汗、心慌、失眠、头晕、情绪不稳等症状。短的持续 1~5 年,有 30%的妇女可能持续 5 年以上。这些症状可能会对妇女的心理及生活产生严重的影响。雌激素缺乏不仅影响妇女的生活,更可能引发两种由于雌激素缺乏造成的疾病:心血管疾病和骨质疏松。

骨质疏松造成妇女在一生中发生髋骨骨折的危险性高于其患乳腺癌、宫颈癌、子宫癌和卵巢癌危险的总和。据有关调查显示,60 岁以上的女性骨质疏松率高达 40%,而且随年龄增长,比例也在上升。在骨质疏松的人群中,有 30%的妇女会遭受骨折的痛苦。这些骨折包括脊柱压缩性骨折、前臂骨骨折和股骨颈骨折。60 岁以上的妇女中有 25%可能发生脊柱压缩性骨折。

造成骨质疏松的原因是雌激素减少后钙的丢失。我国女性运动量相对较少,食物中钙摄入和吸收量不足。绝经后3～5年,平均每年会丢失2.5%的钙,从而引发疾病。

(四)骨质疏松也是男人常见病

女人上了年纪骨质疏松很常见,中老年男性同样不可忽视。有关专家指出,由于男性经常吸烟、喝酒一旦患上骨质疏松,脊柱或者股骨颈骨折的死亡率显著高于女性。男性更应提前预防骨质疏松,但男性却往往会对这些症状疏忽大意。

由于男性的骨架较女性大,出现骨折的概率要比女性小,因此他们对腰酸背痛、浑身乏力等症状,要么觉得是因为工作疲劳导致的,要么觉得"挺挺"也就过去了,绝不会像女性那么上心,于是一般总要到病情严重时才去就诊,而这时很可能已错过了治疗的最好时机。

近年的研究成果表明,青年时期的男性比女性虽能达到更高的峰值骨量,骨量丢失的起始时间也明显晚于女性,但男女两性都有一个与年龄增长相关的骨丢失过程,即老年性骨质疏松(Ⅱ型)。男性骨质疏松与女性骨质疏松有很多相似之处,但在病因学、病理学等方面仍有明显的不同。65岁以上的男性普遍存在程度不等的骨质疏松,其严重并发症是骨折。

有数据显示,我国60岁以上男性骨质疏松患病率约为20%。男性发生骨质疏松与不良健康习惯有关,如男性是吸烟、酗酒的"主力军",而这些恶习都有可能降低骨密度,从而引发骨质疏松;其次,性腺功能减退、使用糖皮质激素也是男性患骨质疏松的重要危险因素;最后,某些发病率越来越高的疾病也带来了骨质疏松的风险,比如类风湿疾病、肿瘤等。而如果有骨质疏松家族史的男性则更应该警惕。

骨质疏松性骨折给病人造成生活能力的丧失及生命危险,骨折的死亡率和发病率男性也高于女性。

男性发生骨质疏松的特征:①年龄在 60～65 岁以上。②可有腰痛或四肢关节骨痛,也可有四肢无力、疲劳感,以及体型改变如身材变矮、驼背等。③在轻微外力作用下造成腕部、脊椎或髋部的骨折。男性骨质疏松后发生的髋部骨折,其发生率高于脊椎骨折和腕部骨折,包括股骨颈骨折和粗隆间骨折。

(五)男性患骨质疏松比女性更严重

可能不少人认为,只有女人才能患骨质疏松。其实,对于男人来说,由于骨质疏松所导致骨折的风险远远大于前列腺癌对人体的危害,并且男性股骨头骨折所导致的死亡率也是女性的 2 倍。但由于人们意识中存在一定的误区,总认为骨质疏松是女性的专利,所以许多男性骨质疏松病人并没有得到及时的诊断。另外,如果男性经常大量饮酒的话,可能会使肝功能受损,从而使维生素 D 的代谢受到影响,同时也会抑制男性激素的产生。还有人认为,酒精也可能影响骨细胞的功能。

据世界卫生组织(WHO)的统计资料显示,髋部骨折是骨质疏松骨折中后果最为严重的一种,骨折后病人的 1 年死亡率高达 20%。全球每年因骨质疏松导致髋部骨折的病人约 166 万,随着全球人口老龄化,预计到 2050 年全球髋部骨折发生率将增长 4 倍,达到每年约 700 万人。

骨质疏松在男性中的发病率虽然没有女性高,但据最近国内调查显示,男性骨质疏松性脊柱或者髋部骨折发病率比 20 世纪 90 年代明显增加。

患上骨质疏松后,病人的生活质量会大大降低。髋部骨折是骨质疏松的最严重后果,病人 20% 会在 1 年内因各种并发症死亡,死亡率甚至高于乳腺癌,而且 50% 的病人在随后的日子里将致残。

(六)儿童缺乏运动可致骨质疏松

洋洋是一个 5 岁的孩子,近来,她常对妈妈说背部有些痛,就连最心爱的小书包也不愿意背。妈妈以为洋洋背部受了外伤,可撩起衣服查看,没发现什么异常,于是也没太在意。没想到,幼儿园给小朋友做体检时,洋洋的椎骨和四肢骨 X 线片却显示出骨质疏松的表现。当医生告诉妈妈时,她瞠目结舌,孩子怎么也会骨质疏松?

有关专家提醒家长,警惕儿童也患骨质疏松。多数人一般将轻症骨质疏松视为绝经后妇女和老年人的疾病,但现在儿童中也会发生骨质疏松,患儿年龄小到 5～7 岁,而且骨质疏松在儿童中的发病数正在日益增多

不过,儿童骨质疏松与成年人相比,大多为轻症。也就是说以背部疼痛、脊柱侧弯为主要症状,骨折发生率相对较低,有些则没有任何症状。缺乏运动是主要原因。

儿童骨质疏松的发病原因尚不清楚,但推测可能是由于儿童在生长发育关键期,其骨骼生长和肌肉生长之间发生不平衡,结果导致骨体和骨量增大、增多,但骨密度并未增加。

有关专家认为,看电视或电脑过多的孩子,成年后更有患骨质疏松的危险,因为长期静态室内活动而使孩子缺乏足够的户外活动。

(七)吃盐过多易发生骨质疏松

盐是人们日常生活中必不可少的调味品,少盐就会饮食无味,还觉得软弱无力,但若长期摄入过多,则很容易影响健康,诱发疾病。吃盐过多不但会诱发高血压等疾病,更会导致骨质疏松。因为食盐中的钠会消耗人体骨骼中的钙,这样日积月累,最终会形成钙流失后的骨质疏松。

食盐中的钠约占40%,能够促进神经信息传递和肌肉收缩,但过多的钠却是造成人体骨质流失的罪魁。人体的肾脏每天会将多余的钠随着尿液排到体外,可是每排泄1 000毫克的钠,大约也会同时耗损26毫克钙。看起来似乎没有什么影响,可是人吃盐越多,为排出体内多余的钠,钙的消耗也随之增多,最终必会影响到骨骼健全所必需的钙质,导致骨质疏松。

20世纪90年代中期,澳大利亚有一组科学家花了大约两年时间研究124名围绝经期妇女。他们为这些妇女的髋关节和膝关节照X线,检查她们的尿液,以了解每天摄取食盐的数量。研究发现,每天摄取食盐约2 100毫克的妇女们骨质似乎没有什么变化,但摄取食盐超过3 000毫克的妇女们骨骼缩小了。为此,专家们建议人们少吃盐,每天摄取盐不要超过2 500毫克。在这种摄取量下,钙的流失量随之减少,骨骼才有机会获得钙的补充,才能使骨骼健壮,身体健康。

(八)大量摄入垃圾食品易患骨质疏松

近日,东北某市连降暴雪,不只是骨质疏松的老年人容易摔伤,某些孩子也成为高危人群。原来这与孩子平日喜欢吃垃圾食品有关。

一个孩子在雪地上只是滑了一跤,就摔成髌骨、腓骨碎裂。据家长介绍,她的孩子是在前日放学回家的路上摔伤的。当时孩子一个人在路上行走,身边没有同学陪伴,在路经一处光滑的鼓包地带时不慎摔倒。孩子原本以为就是简单的摔伤,却没想到当时就站不起来了,而且腿部有剧烈的阵痛感。后经好心路人送到该市一所医院骨科,被确诊为髌骨、腓骨碎裂,需要进行手术置入两根钢板。

诊治医师介绍,近年来每到下雪天,摔伤的小病人多了起来,这大多和孩子们平时大量吃垃圾食品有关,因为这些垃圾食品会加速人体内钙质的流失,在猝不及防摔倒之下容易摔成大伤患。医疗专家提醒,由于膳食结构不合理,现在骨质疏松已出现低龄化的趋势。随着哈市进入冬天的雪季,家长们应谨防路滑摔伤,平时应让孩子多吃雪里蕻、苋菜、香菜等各类新鲜蔬菜和豆腐、水果,并尽可能地远离垃圾食品。

(九)长期饮用可乐易致骨质疏松

可乐是运动性饮料、消暑冷饮,还可用来消除油炸快餐的腻味。人们可能有无数个喜欢可乐的理由。但另一种声音却必须严正警告你:大量且长时间饮用可乐等碳酸饮料,可能造成骨质疏松。

曾有媒体报道,国内一名高中生每天都会喝 2~3 听的可乐,不料在一次掰手腕的游戏中,竟然手骨断裂,造成右肱骨中下段骨折可对方并不是大力士。据诊断,成因可能就是这名青少年每日喜欢喝大量的可乐,造成骨骼中钙质缺乏,让骨头脆化。

有关专家表示,可乐或者汽水都属于碳酸饮料中含有大量的草酸与磷酸,容易将食物中的钙质结合成草酸钙与磷酸钙,会降低身体对于钙质的吸收,让血液中的钙质失去平衡,严重时会导致骨骼内的钙质流失,让罹患骨质疏松的机会大增。可乐中大量的磷会影响人体对钙的吸收,从而也导致骨折率的增加。而且,可乐中的咖啡因也是人体脱钙的一个重要原因。据调查,经常喝可乐和汽水类饮料的人,骨折概率是不爱喝的人的 5 倍。美国塔夫茨大学的一项新研究发现,女性长期饮用可乐,将会降低骨骼密度,增加患骨质疏松的风险。

当然,可乐等碳酸饮料只是造成骨质疏松的外在隐患之一。据统计,国人钙质摄取明显不足,仅达到每日所需的50%～70%,建议平时就应该食用钙质含量较高的食物,如牛奶、小鱼干,并且强调,钙质吸收也需要维生素 D,适当的日晒,能帮助身体自行产生每日所需的维生素 D。

因此,我们在享受喝大量可乐的冰爽快感时,千万不要忽略这类碳酸饮料会影响钙质的吸收。但也切莫因噎废食,只要不长期大量饮用并注意补钙,骨质疏松的病变危害是可以避免的。

(十)吃肉太多易致骨质疏松

现代人的日常饮食中,蛋白质的摄取量已经太多了,含动物性蛋白的食物主要是鸡、鸭、鱼、猪、牛、羊等肉类,熟肉的蛋白质含量更会高达 60% 左右。因此,如果一天吃 100 克左右的肉,所摄取的蛋白质就已经达到 60 克左右 而正常的蛋白质需要量为 1 克/千克体重,也就是说,一个成年人每天的摄入量最好少于 100 克

一项研究证实:动物性蛋白的摄取量越多,钙质排出体外的机会就相对增加。每天摄入 80 克动物性蛋白,会造成 37 毫克的钙流失;当蛋白质的摄入量增加到每天 240 克,这时即使再补充 1 400 毫克的钙,最后总的钙流失量还是会达到每天 100 多毫克。这说明,补钙并不能阻止由高蛋白饮食所造成的骨质流失

调查显示,每天吃 95 克蛋白质的女性比每天吃 68 克的女性前臂骨折的发生率要高 22%。有关专家认为,持续 6 个星期的低糖类、高蛋白质膳食就会给肾脏带来明显的酸代谢负担,增加其形成结石的风险和降低钙平衡水平,并且增加骨质损失的风险。摄入过多蛋白质带来的负面效应在骨质疏松病人中已得到了明确的验证。这种疾病已经快成为

流行病了——世界上骨质疏松的人越来越多,尤其是在食肉量相当大的国家,如美国、英国、芬兰、瑞典、以色列等,骨质疏松已成为一种相当普遍的疾病。近15年,髋部骨折的人比以前翻了一番。

此外,一般人进入更年期时,协助钙质留在骨骼里的雌激素停止了分泌,这是容易发生骨质疏松的危险因素之一。其次,膳食中缺钙、缺乏运动的生活方式等诱因,这在髋部骨折的发生原因中占到将近一半。除了饮食不当、缺乏运动之外,咖啡因、尼古丁、酒精、糖类、高盐分食物,或是一些遗传因素,都有可能导致骨质疏松。

(十一)白领丽人易患骨质疏松

传统的观点认为,骨质疏松与衰老有关。然而医学研究最近证明,三四十岁甚至二十多岁的女性,尤其是那些白领丽人,都有可能罹患此病。不少女性为了皮肤白皙拒绝日晒,梦想拥有"魔鬼身材"拼命节食,坐在办公室中极少运动,这些都为骨质疏松的发生埋下了隐患。骨质疏松并非老年人的专利,如果没有良好的饮食与生活习惯,骨质疏松同样有机会侵犯年轻女性。

1. 每天很少接触阳光 办公室白领一族,出了家门进了小车就到办公室,午餐基本就近餐馆或食堂解决,下班时又以重复的方式回家,每天接触阳光的机会不多。加上夏天暴晒,爱美的女性朋友更是从头到脚,将身体裸露部位一遍遍地抹上防晒霜,然后出门时再打一把遮阳伞,在防止被紫外线晒伤的同时,也失去了获得维生素D的机会。因为防晒霜阻断了紫外线与皮肤的直接接触,在避免伤害的同时,维生素 D 的合成机会也下降了不少。冬日来临时,在紫外线不是非常强烈的情况下,不妨每天给自己多一些机会晒太阳,这时应尽可能让身体裸露在阳光下,才能为身体合成更多的维生素 D。

2.长期化浓妆　研究发现,长期化浓妆的女性容易引起骨质疏松。有些女性经常使用防晒霜、护肤油之类,会妨碍皮肤的正常"呼吸",阻隔阳光照射皮肤,使维生素 D 合成减少,进而将影响钙、磷吸收。久而久之,就会增加患骨质疏松的概率。

3.减肥惹来骨质疏松　人体适当的脂肪组织能通过生化作用转化成雌激素等,增加肠钙的吸收,促进骨的形成,防止骨质疏松。不少都市现代女性过度追求苗条,在减去脂肪的同时也减掉了骨量,年纪轻轻就被发现有骨质疏松的症状。因此,白领女性保持适当体重是非常有必要的。美国一项研究发现,女性在节食 18 个月以后,体重虽减了 7 磅,但是骨密度(体内的骨矿含量)也会随之下降。由于脂肪层和肌肉薄弱,一旦发生意外,比如不小心扭伤、摔倒、挤压时,就比其他人更易骨折。另外,体形瘦小的人脂肪组织和肌肉较薄,也容易发生骨质疏松,并且伴随着骨质疏松性骨折。人体最容易发生骨折的部位是腰椎、胸椎、股骨颈和前臂。

4.咖啡浓茶是祸根　不少白领丽人事业心很强,有的还是没有后顾之忧的单身贵族,因此经常加班加点,有时忙起来甚至干个通宵。

年轻白领女性由于工作压力大,经常用喝咖啡、喝浓茶甚至吸烟的方式来提神,而"三高"大龄女性还常常因为感情生活不如意,养成嗜烟、嗜酒的坏习惯。咖啡和浓茶中含有咖啡因,过量摄入后会产生轻度利尿作用,尿量增加就会增加尿钙排出、粪钙排出,引发骨质疏松。酒精对骨骼有毒性作用,过量酒精还会损害肝脏,使维生素 D 合成减少,影响肠道对维生素 D 和钙剂的吸收。烟草中的成分也会使雌激素减少,容易造成女性早绝经。

研究发现,常喝可乐也会降低女性骨密度。骨矿物质密度与骨折风险紧密相连,常喝可乐的女性,股骨的骨密度明显低,喝得越多,骨质越疏松。可乐中含有磷酸,不仅会降低人体对钙的吸收,还会加快钙的流失。女性应避免经常饮用可乐。

5.长期伏案少锻炼　企业白领女性不少是干文案工作,她们从早到晚不知疲倦地端坐在电脑前,起草会议发言,撰写行业报告,编写企业计划,忙得不亦乐乎。每个月企业组织室内运动或者户外活动,王女士都以工作太忙推辞参加。最近不知为何老是腰背疼痛甚至小腿抽筋,非常好强的她不得不向领导告假,去医院检查,结果为骨质疏松。

现代白领女性普遍缺乏运动,上下班以车代步,以电梯代替楼梯,以电话联络代替登门造访,而一到办公室又终日坐在电脑前面无暇户外运动,同时在密不透风的办公大楼里缺乏日光照射,最终导致骨质疏松的发生。

骨骼健康成长最强健的时期在 20～40 岁,在这段时间里,骨骼达到最高骨量、最好质量。一旦过了 40 岁,因雌激素水平开始下降等,骨质的流失速度就超过形成速度,骨量下降,骨质变脆。

因此,年轻时就应该加强运动,可以使骨量尽可能达到最高峰,这样将来患骨质疏松的风险会大大降低。并且,女性骨质疏松发病率比男性高,在 60 岁以上我国患病人群中,女性占 30%～35%,而男性则为 20%左右。

(十二)雄性激素缺乏致男人骨质疏松

骨骼虽然坚硬如磐石,但它是一种活着的组织。在它坚硬的外表下面,隐藏着轰轰烈烈的拆除与建设活动。先是破骨细胞将陈旧的骨质挖掉,随之成骨细胞生成新的骨质将其补上,这就是骨骼的新陈代谢。在骨骼的成骨细胞膜上存在着雄激素受体,通过受体雄激素刺激成骨细胞的活动能力。青春发育开始以前,骨骺尚未关闭,随雄激素水平不断上升,骨质的建设大于其破坏,于是骨骼的密度不断增加;性成熟时,雄激素水平达到最高峰,骨骼密度则达到一生中的顶点,骨骺在此时关闭。以后,随着年龄增长,雄激素水平缓慢下降,成骨细胞的活性减低,破骨细胞活性相对增加,骨质的破坏大于其建设,于是骨骼密度逐渐降低而变得疏松起来。

其实,真正对骨密度产生影响的是雌激素,在男性体内,雌激素从雄激素转化而来。但是,雄激素缺乏的男性,不管是性腺功能减退症还是老年男性雄激素水平下降,都会导致雌激素的水平下降,最终引起骨质疏松。研究表明,从事脑力劳动或者偏瘦的男人更容易得骨质疏松,这是因为偏胖的人由于要承受身体的重量,骨骼平时就得到了一定的锻炼,而偏瘦者缺少锻炼,如果再加上喜欢吸烟喝酒,经常动脑筋,发生骨质疏松的概率就会大于 50%。

除了雄激素水平降低之外,中、老年男子骨骼密度下降还有其他原因参与。肌肉力量的减弱,体育锻炼减少,不良生活习惯如长期吸烟、酗酒及嗜好咖啡等,都会加重骨质疏松的发生。一些影响钙盐沉积和脂溶性维生素吸收及其作用发挥的疾病也是导致骨质疏松的常见原因。

研究发现,饮食紊乱的男性病人雄性激素(睾酮)水平低。专家正在测试用睾酮治疗,能否在病人逐渐恢复体重的同时增加骨密度。而步入中老年的男性骨质疏松的发生原因、病理变化乃至诊断、预防、治疗措施等均与女性有所不同,引起男性骨质疏松的主要原因可能是雄性激素缺乏,导致活化的维生素 D 减少,影响胃肠道对钙的吸收从而使造骨原料缺乏等。

(十三)高血压妇女易致骨质疏松

据有关研究表明,妇女高血压与以后骨质疏松的发生有关联。英国和美国的医生对 3 676 名妇女进行了研究发现,那些收缩压高于 148 毫米汞柱的妇女,骨矿物质的丢失率与收缩压正常(低于 124 毫米汞柱)妇女相比,几乎是后者的 2 倍。在 10 年研究期间,血压较高妇女的平均骨矿物质丢失率为 5.9%,相比之下,血压正常妇女的丢失率为 3.4%。

有关专家认为,血压与骨矿物质丢失之间的关联,可归因于血压升高时发生的大量尿钙流失倾向所介导,人类高血压与骨矿物质之间的相关性。高血压病人出现钙丢失的趋势与他们摄入的钙量无关。现发现一名 11 岁的高血压患儿有这种大量的钙缺失的情况。

研究表明,高血压病人的这种钙消耗在其一生中可持续几十年。专家指出,如果这项研究真实可靠,那么可以想象每天少量的钙丢失就意味晚年可能有相当量的钙丢失(主要是骨钙丢失)。

(十四)长期腹泻会发生骨质疏松

腹泻与骨质疏松看起来是没有任何联系的两种疾病,其实二者有着密切的联系,研究发现,长期的腹泻可以让我们的骨头变得脆弱不堪,会导致骨质疏松的发生。

长期腹泻会影响肠道的吸收功能,虽然平时也注重钙的摄入,但被人体吸收和利用的钙变得十分有限。身体处于长期缺钙的状况,很容易引起骨质疏松。

慢性腹泻导致骨骼钙流失。人体的神经、肌肉、心、肾、肺发挥自身正常功能都有赖于钙离子的参与,同时钙能够促进骨骼和牙齿的钙化形成。在人体的骨骼中,主要成分就是 2/3 的钙盐和 1/3 的胶原蛋白。但是进入老年后,由于内分泌及激素水平的变化,骨骼里的钙和胶原蛋白会不断地丢失,钙的丢失就会导致骨质疏松。

因此,现在老年人都很注意在平时的饮食过程中,加强钙和胶原蛋白的摄入,以预防骨质疏松。这些补充的钙和胶原蛋白必须经过小肠的吸收进入血液,然后再沉积到骨骼中。

人体的肠道有 7 米长,在肠内壁黏膜表面存在环形皱褶和成千上万个绒毛及微绒毛,因此它的表面积增加了 30 多倍。试想当我们把全部肠黏膜摊开时,整个肠黏膜的面积有一个足球场那么大,这么大的黏膜面积保障了进入人体的营养物质能够被吸收,其中也包括钙及胶原蛋白。

但是,慢性腹泻病人由于发生炎性反应和毒素的侵袭,小肠绒毛会萎缩,尖端变钝,互相融合,整个绒毛不断变短,进而消失。环形皱褶减少,同时没有萎缩的绒毛也杂乱无章,这些都会大大地减少肠黏膜的表面积,从而影响对钙和胶原蛋白的吸收,并且肠道黏膜减少的情况是随着慢性腹泻病情的变化而发展的,这时候补充再多的钙和胶原蛋白也无济于事。所以,长期腹泻会导致骨质疏松的原因也就不难理解了。

(十五)肝硬化病人易患骨质疏松

机关公务员老张今年 49 岁,患肝硬化已有 10 年之久。最近两年出现全身乏力,腰酸背痛,去医院就诊后被诊断为骨质疏松。

那么肝硬化病人会合并骨质疏松,是因为肝脏在骨骼新陈代谢中起着十分重要的作用,骨的基本结构钙质需要维生素 D 的协助才能从肠道吸收,当血液中钙质浓度下降时,维生素 D 将协助其他激素把骨骼中储存的钙质动员出来,以维持平衡,但维生素 D 必须在肝脏中经过活化才能发挥作用。肝硬化后功能下降,这种作用受到明显影响,就会导致骨质疏松。其次,肝硬化导致门静脉压力升高,胃肠道瘀血,黏膜水肿,影响钙质的吸收。血液中的钙质减少后,为了维持钙浓度,人体将自动从骨骼中支取部分钙质进行补充,从而造成骨骼脱钙。

除了骨钙吸收减少外,肝硬化病人消化功能减退,势必导致维生素 K 吸收不足,同时合成维生素 K 的正常肠道菌群失调。维生素 K 不足,可使骨钙素合成受阻,骨钙素是促进骨质硬化的物质,其合成受阻,势必导致骨质疏松。

(十六)骨质疏松容易侵害绝经妇女

在美国,绝经后女性骨质疏松患病率 15%~20%,英国 50 岁以上妇女骨质疏松患病率 23%。亚洲绝经后妇女骨质疏松发生率为 13%~18%。在我国抽样调查显示,40 岁以上人群骨质疏松患病率为 10%左右,60 岁以上人群患病率为 14%。随着年龄增长,女性骨质疏松患病率也在增加:40~49 岁女性,患病率为 0.2%;50~59 岁女性为 5.2%;80 岁以上女性为 53.3%。

女性的骨质在 35 岁时达到了顶点,在 45 岁准备进入更年期时,卵巢雌激素慢慢变少,月经周期开始变短或紊乱,骨质开始慢慢流失。到停经时,卵巢不再分泌女性激素,骨质因此而开始大量流失,流失量每年少则 2%,多则高达 7%。当 60 岁时,有些女性的骨质流失量可达 40%。专家认为:卵巢功能衰退是导致女性出现雌、孕激素缺乏而进入绝经期的直接原因。绝经已不再仅仅是生理变化,而是一种内分泌的病理变化。

当骨质流失到一定程度,症状就"浮出水面"了。腰背疼痛或许是一部分女性对骨质疏松的唯一体验,还有些女性就没那么幸运了,发生在股骨、脊柱等承重部位的骨折,将导致女性卧床不起,生活不能自理。骨质疏松在女性一生中引发髋骨骨折的危险高于患乳腺癌、宫颈癌、子宫癌和卵巢癌四种癌症危险的总和。而髋骨骨折的致残率是50%，一年内致死率是20%。如果说癌症等像凶残的鳄鱼，骨质疏松则更像是食人蚁，静悄悄地噬啮健康。

据统计，我国目前有将近一亿的中年妇女和约6 500万的老年妇女。妇女的平均寿命已超过75岁，平均绝经年龄为49岁。也就是说，女性生命的1/3是在绝经后度过的。雌激素缺乏不仅影响妇女的生活，更可能引发两种由于雌激素缺乏造成的疾病：心血管疾病和骨质疏松。

经后的妇女、超过70岁的老年人和多种慢性疾病病人容易患骨质疏松，女性发病率高于男性，且随着年龄的增长而加重。在骨质疏松的人群中，有30%的妇女会遭受骨折的痛苦。这些骨折包括脊柱压缩性骨折、前臂骨骨折和股骨颈骨折。60岁以上的妇女中有25%可能发生脊柱压缩骨折。

造成她们骨质疏松的原因是雌激素减少后造成的钙丢失。我国女性运动量相对较少，食物中钙摄入和吸收量不足。绝经后3～5年，平均每年会丢失2.5%的钙，从而引发疾病。

骨质疏松虽然可怕，但更令人可怕的是：该病的就诊率只有发病率的1/900，超过半数的病人选择用补钙来"治疗"骨质疏松。补钙，是绝经期前后的女性防治骨质疏松的重要手段之一。但一味补钙，并不能帮助骨骼形成，血液中钙的含量必须保持在一定水平，过多或过少都不行。如果被诊断为骨质疏松，合理规范的做法是：遵从专科医生的指导，选择有效的药物及时积极治疗,改善腰酸背痛,延缓骨量丢失,增加骨密度,间接减少发生骨折的危险性。

(十七)骨质疏松是老年性常见病

原发性骨质疏松是老年人的常见病,由于骨质疏松,老年人脊椎骨折、髋部骨折发生率在增高,并发症严重,长期卧床,失去生活能力,死亡率高达 15%～30%,因此防治老年骨质疏松不仅是现代医学界亟待解决的问题,也是一个社会化问题。

原发性骨质疏松本质上是衰老的集中体现,受到年龄增长带来的内分泌腺功能紊乱,肝、肾、胃、肠各脏器功能的减退,长期不良社会因素,遗传等多种因素的影响。但衰老的进程是客观不可逆转的,骨质疏松的防治应提倡防重于治,保证良好的营养状况,有规律的体育锻炼,以获得一生中较高的骨量积累,减少和避免老年性骨丢失,而发生非创伤性骨折。

中医学认为,骨质疏松的病机在于脾肾渐衰,腰背酸痛,乏力,腰为肾之府,不通则痛;且步履蹒跚,行动迟缓反应不敏捷,易摔跌致骨折。老年性骨质疏松病人常合并有骨质增生或骨关节炎。例如,老年性膝关节病变,由于关节边缘骨质增生,骨赘形成,骨内压力增高,静脉回流障碍,影响骨内动脉血供、氧供不足,分泌物清除迟滞,新陈代谢减缓,疼痛加剧,肿胀和关节功能障碍。再如,骨质疏松的病理改变是骨小梁变细、数目减少,造成残存骨负荷加重,降低了骨的强度,负荷强度超过就会引起单个骨折(显微骨折),椎体的松质骨纤维环和无血管的髓柱之间存在液体流动,而显微骨折异常力学因素可使液体流动类型发生变化,影响软骨终板与骨的通透性。这与传统医学气血瘀滞,血络不畅的机制相吻合。

中医研究表明,原发性骨质疏松的病理基础是脾肾精气不足,骨髓失充,筋络气血瘀滞。治以补益气血,填精益肾,活络定痛,能达到缓解腰痛、周身肢节疼痛和运动障碍的临床效果,并能改善骨密度和骨代谢生化指标等。

老年性骨质疏松是一种逐步发展的疾病,老年人一旦患上此病,将给精神和肉体带来极大的痛苦,给生活带来极大的不便。临床治疗见效慢,而且收效甚微,部分骨折病人甚至可能危及生命。

骨质疏松给老年人的晚年生活造成一大难题,因而提醒老年人要在医生指导下做到早期预防,合理治疗,争取顺利地度过晚年生活。

(十八)长期使用激素类药物致骨质疏松

临床上常见老人骨质疏松中,约有 30% 并非由于老年性缺钙、缺维生素 D 或疾病引起,而是应用某些药物所致,医学上称为"药源性骨质疏松",是由于药物所致体内矿物质代谢紊乱造成。有关资料表明,长期使用下列药物可引起骨质疏松,应引起高度重视。

目前最常见的导致药源性骨质疏松的药物是糖皮质激素。糖皮质激素是由肾上腺皮质和性腺分泌的激素类药物,治病的同时会抑制骨形成,促进骨破坏,很可能导致骨质疏松。

糖皮质激素引起骨质丢失的机制主要是促进蛋白质的分解,增加钙、磷的排泄,减少蛋白质和黏多糖的合成,使骨基质形成障碍。同时,糖皮质激素还会抑制成骨细胞活性,不利于骨质生成。这些因素都可能引起骨质疏松,出现骨小梁和成骨细胞减少,如泼尼松是类风湿关节炎的常用药,长期服用者如出现下肢无力、腿抽筋、腰酸背痛、驼背、骨折等症状,可要小心了。因为,糖皮质激素所致骨质疏松除表现为腰背痛外,也是造成自发性骨折的一个重要因素。

有关资料表明:在长期服用糖皮质激素的病人中,发生自发性骨折者可高达 8%～18%,特别是长期应用促肾上腺皮质激素释放激素(ACTH)者,约 74% 的人脊椎 X 线检查有脱钙现象,34% 的人有压缩性骨折。因此,在使用糖皮质激素期间出现难以解释的逐渐加重的腰背痛、关节痛或活动受限,且疼痛与气候变化无关而与活动有关者,应考虑由使用糖皮质激素引起。

因此,长期服用糖皮质激素类药物的病人,一般超过 3 个月就要进行骨密度检查,以免因骨量减少而发生骨折。如出现骨质流失,应在医生指导下,加服一些治疗骨质疏松的药物,如碳酸钙、降钙素。

其实,不同疾病用糖皮质激素药物有着短期和长期之分。短期使用者,如痛点封闭注射、急性过敏反应治疗,一般不会有太大问题;但类风湿关节炎、红斑狼疮肾病等,每天需用的糖皮质激素药量非常大,可能会造成骨流失、骨质疏松,还会因长期使用糖皮质激素而导致股骨头坏死。

因此,自身免疫性疾病病人,如类风湿关节炎、红斑狼疮、强直性脊柱炎或长期使用激素类药物治疗的病人,应定期检查骨密度,还要多晒太阳,适当服用钙剂或帮助钙吸收的药物和抑制骨溶解的药物。

此外,资料表明,病人使用肝素超过 4 个月可能发生骨质疏松或自发性骨折。长期服用抗癫痫药,如苯妥英钠、苯巴比妥等,可因其促进维生素降解及使消化道对钙吸收减少而致低钙血症,使骨容量减少 10%～30%,出现骨质疏松或自发性骨折。使用过量的甲状腺素会因造成钙磷转运失衡,呈现负钙平衡状态而引起骨骼脱钙、骨吸收增加,最终引起骨质疏松。老年人长期服用利尿药、降压药和心脏病药,能导致一系列严重的不良反应,如体液失衡、电解质紊乱,特别是低血钾、低血钙等,可致骨质疏松,如果摔倒,极易骨折。

(十九)饮食紊乱者易致骨质疏松

1.厌食症和食欲过盛　饮食紊乱,如厌食症和食欲过盛,会引起女性骨质疏松。但最近发现同样的结果也出现在男性身上,甚至可能影响更严重。

艾奥瓦大学调查了 380 名饮食紊乱者,其中 46(14%)名男性与那些没有饮食紊乱的男性相比,他们的脊柱骨密度明显要低。与饮食紊乱的女性相比,男性病人尤其是那些食欲过盛者骨质疏松更为明显,说明男性病人骨密度下降的原因可能不仅仅是饮食紊乱。

据悉每 6 名饮食紊乱病人中就有 1 名是男性,但很多医生和公众都不了解饮食紊乱对男性的危害与女性一样。事实上,甚至很少给男性病人下饮食紊乱的诊断。

现在骨质疏松还没有很好的治疗方法,钙质、维生素 D 吸收和加强锻炼有利于提高骨密度。但骨密度低的男性又要避免高强度运动或体力劳动,因为这会增加骨折的危险。

2.蛋白质摄入过多　一项研究证实:动物蛋白质摄取量越多,钙质排出体外的机会就相对增加,每天摄入 80 克动物蛋白质会造成 37 毫克的钙流失;当蛋白质的摄入量增加到每天 240 克时,即使再补充 1 400 毫克钙,最后总钙流失量还是会达到每天 100 多毫克。说明补钙并不能阻止由于高蛋白饮食所造成的骨质流失。

动物蛋白质饮食很容易引起钙缺乏症。这主要是因为含硫的动物性蛋白进入人体后,会使血液呈现酸性反应,逼迫身体从骨质中提取钙质来平衡酸性血液。其次,红肉(猪肉、羊肉、牛肉等)中含有大量的磷酸根,它们会在消化道中与钙结合,从而减少人体对钙的吸收。食物中的钙经过消化,变成游离钙才能被小肠吸收。红肉中饱和脂肪酸含量高,会在胃肠道内与钙结合,形成不溶性脂肪,使钙的吸收率降低。

3.嗜好油腻食品　油腻食品不仅造成肥胖,容易引发心脏病,而且还会造成骨质疏松。研究人员在给老鼠喂食了 7 个月的高脂肪食物后发现,老鼠身上的骨质流失达 15%,后腿几乎站立不住,发生严重的骨质疏松现象。研究人员指出,引发心脏病和骨质疏松的原因可能是由于高胆固醇、高油脂对生成骨细胞的破坏,因此可以认为,降低胆固醇,减少油腻食品对心脏病和骨质疏松是绝对有益无害的。

4.吃喝无节制 长期饱食就会使人体内甲状旁腺激素增多，容易使骨骼过分脱钙，造成骨质疏松，从年轻时就经常饱食的人，到了老年，由于体内甲状旁腺激素含量明显增加，即使摄取较多的钙，也难以沉着于骨骼之中，所以患骨质疏松的机会就会明显增加。长期饱食易使骨骼过分脱钙，患骨质疏松的概率会大大提高。

（二十）过量饮用咖啡易致骨质疏松

骨质疏松的发病率近年来有提早出现的趋势。专家表示，这与人们长期喝咖啡的习惯有关。

长期饮用咖啡易引起骨质疏松，每天饮2杯以上咖啡而不饮牛奶的患者，无论年龄、肥胖程度如何，其髋骨、脊椎的骨密度都会降低，且降低的程度与习惯延续的时间长短和饮用量的多少有关。

喝咖啡会导致这种情况，是因为咖啡因能与人体内的游离钙结合，并经尿排出。游离钙的减少必然引起结合钙的分解，从而导致骨质疏松。

长期坚持体育活动尤其重要，多运动的人骨密度及强度明显高于同龄人，平衡能力也更出色。从幼儿时期到30多岁都要积极地往钙银行里多"存款"，同时减少节食、久坐少动、吸烟酗酒等不良习惯，50岁后定期检查骨密度，有助于降低骨质疏松对人体的危害。

研究发现，过量摄入咖啡的人髋部骨折的发生率高。研究显示，如果过量饮用咖啡的话，很容易让人体排尿量增加，造成部分钙流失,长期下去会导致骨密度减少。长期大量饮用咖啡、浓茶这些富含咖啡因的饮料,都有可能造成骨骼中钙质的流失,失去该有的硬度,是引发骨质疏松的危险因素之一。

此外,长期大量喝浓茶致骨质疏松。很多人在日常生活中有喝浓茶的习惯,浓茶有利尿作用,很容易让人体排尿量增加,因尿液中含钙,故造成部分钙流失,长期下去会导致骨密度减少,从而成为产生骨质疏松的重要原因。

(二十一)吸烟与饮酒易致骨质疏松

骨质疏松是一种与衰老密切相关的病理现象,骨折是骨质疏松最严重的后果,而一些个人不良嗜好又与骨质疏松有着千丝万缕的联系。吸烟与饮酒大大破坏了他们在骨骼方面相对女性而言的优势,是引起骨质疏松的重要原因。专家指出,通过对十大健康警讯形成原因的分析不难看出,不良的生活习惯和饮食习惯是造成人体健康指数异常的主要原因,如现代人缺乏运动、吸烟、用餐时间不规律、饮酒过量、睡眠不足等,都是导致健康指数异常的重要因素。以美国公布的"十大健康警讯"第一名的骨质疏松为例,就是典型的与生活方式有关,因为吸烟会引起骨质疏松,吸烟主要会影响骨骼的外层也就是皮质骨的密度,而受影响最大的就是髋骨,吸烟者的髋骨密度普遍比不吸烟者低 5％以上。

研究发现,过量饮酒会引起骨质疏松,这可能是乙醇抑制了骨的生成,过量饮酒还抑制了肠道对蛋白的摄入,使雄性激素的分泌减少,而男性雄性激素水平低下可以引起骨质疏松。

（二十二）糖尿病病人容易患骨质疏松

糖尿病病人发生骨质疏松较为常见，表现为腰腿痛、背痛和四肢无力，容易发生骨折。糖尿病病人发生骨质疏松的原因有：

胰岛素不足，使蛋白质分解增加，合成受抑制。造成了负氮平衡。蛋白质是构成骨架的基本物质，蛋白质减少可导致骨基质减少，使钙、磷不能在骨筋中沉积，而造成骨质疏松。

另外，胰岛素是软骨和骨生长的调节因子，对软骨和骨的形成有直接刺激效应，能激发糖蛋白及胶原蛋白的合成，还参与骨矿化效应，对钙吸收和骨矿化可能起间接的作用，即通过 $1,25$-二羟维生素 D_3 介导。因为肾合成维生素 D_3 代谢物是需要胰岛素的，故认为糖尿病骨质减少与缺乏胰岛素及维生素 D 代谢异常有密切关系。

国人每日钙的摄入量偏低，加之糖尿病病人严格控制饮食，不注意钙的补充，血钙水平低，可引起继发性甲状旁腺功能亢进，甲状旁腺激素分泌增多，可动员钙进入血液循环，又加重了骨质疏松。

患了糖尿病后从尿中大量排出葡萄糖的同时，钙也从尿中排出，排出量比非糖尿病病人更多，因此糖尿病病人比非糖尿病病人容易发生骨质疏松。

糖尿病病人合并肾病时，维生素 D 在肾脏激活受阻，不能转变成有活性的维生素 D，结果导致小肠钙吸收减少，肾脏排泄钙、磷增多，骨钙沉着减少。

(二十三)精神抑郁可导致骨质疏松

以色列希伯来大学研究人员在美国《国家科学院学报》刊登报告说,他们使用药物让老鼠产生类似人类抑郁的情绪,实验显示,受试老鼠的骨密度有所下降,在髋部和脊椎尤为明显。

然后科学家又让老鼠服用抗抑郁药物。一段时间后,老鼠的行为变得活跃,骨密度也上升了。

希伯来大学的拉兹·伊尔米亚教授说:"这是首次发现抑郁是引发骨质疏松的重要因素之一。"

研究人员分析,抑郁情绪会激发交感神经系统释放去甲肾上腺素。去甲肾上腺素会损伤生成骨骼的细胞。抗抑郁药物则能逆转去甲肾上腺素生成的过程,也就促进了骨骼生长。

(二十四)神经性厌食易致骨质疏松

根据骨密度的结果,神经性厌食病人,尤其是哪些狂吃狂泻病人,发生骨质疏松的危险大。在 3 年 6 个月的随访期间,德国的研究人员评价了 38 位进食障碍患者骨密度,其中 24 位病人被诊断为神经性厌食,14 位被诊断为神经性贪食。

随访时,54.2% 和 20.8% 的无恢复厌食病人有腰椎骨质减少和骨质疏松。此外,慢性和恢复厌食病人者之间的骨密度存在显著差异。狂吃/泻型厌食病人的骨密度显著低于限制型厌食病人。同一组年龄相应的健康受试者相比,厌食病人基础水平和随访时的骨再吸收率显著较高。

多变量分析显示,厌食亚型和体重指数是腰椎骨密度最好的预测指标。厌食治疗应继续集中在体重的恢复和进食模式的正常化。然而,应在有患骨质疏松危险的病人中探索增加骨形成药物的使用。

(二十五)人体大麻素可引发骨质疏松

英国爱丁堡大学的研究人员发现,人体内自然存在的大麻素可引发骨质疏松。利用这个新的发现,科学家有可能开发出一系列化学药品,以阻断大麻素与细胞表面受体结合,防止骨量减少。

通常,50岁以上的妇女有50%左右的人会发生骨质疏松。科学家认为,这可能是由于绝经期雌激素水平突然下降所致。但由于激素疗法有增加乳腺癌发病率及导致休克等不良反应,因此科学家一直在寻找一种既可以治疗骨质疏松,又没有副作用的药品。

科学家发现,与大麻素相关的一些化学分子可促进骨骼生长。他们推测,大麻素可能与骨质疏松有关。研究人员切除了小鼠的卵巢来模拟妇女的绝经期,并将这些小鼠分为两组。利用基因工程手段,研究人员使其中一组小鼠的大麻素受体缺失。结果发现,这些小鼠与对照组相比,骨质增加了16%。当给对照组服用大麻素受体阻断药时,也可防止小鼠骨质减少。

爱丁堡大学的研究人员拉斯通认为,阻断大麻素受体,会减少破骨细胞的生成,从而降低了溶骨作用。但他特别强调,目前该项研究还仅限于小鼠,有关骨质疏松与大麻素之间的关系,还需要进一步的研究。

(二十六)缺锰容易引起骨质疏松

骨质疏松是老年人的常见病、多发病,其主要表现是全身骨骼变得又薄又脆,强度及韧性下降,不少患者不仅腰酸背痛、容易疲倦,而且容易骨折。有些人稍不注意跌倒在地或旋转弯腰、轻微外伤均可引起骨折。这种情况下在腕关节、股骨颈尤为多见。

大家知道,引起骨质疏松的主要原因是缺钙,因为支撑人体骨骼的主要物质是由富含胶原的有机质和以钙、磷为主的矿物质组成。老年人随着年龄的增长,由于胃酸分泌减少,钙的吸收利用率降低,钙的丢失率日趋增加。这种情况多发生在女性50岁、男性60岁以后。当人体钙的摄入量过少时,为维持其生理功能,骨组织里的钙就会游离出来加以补偿,即所谓"钙迁徙"。这种入不敷出的状态长期延续,骨质就会变得疏松多孔而易骨折。

近年来美国学者研究发现,骨骼中有成骨细胞与破骨细胞,两者的生理功能既相反相克,又相辅相成,共同维持骨骼的新陈代谢。但是,当体内缺锰时,破骨细胞的活性便增强,而成骨细胞的活性却受到抑制,成长速度减慢,导致成骨障碍。原先在体内建立起来的动态平衡遭到破坏,久而久之,便会使骨质变得疏松,因此体内锰的含量不足也是导致骨质疏松的因素之一。

临床研究表明,骨质疏松病人体内锰的含量仅为正常人的1/4。我国有关专家经过长期调查后发现,在广西巴马瑶族自治县和新疆等长寿地区居民饮水中,锰的含量明显高于其他地区,90 岁以上长寿老人头发中的锰含量很高。患有骨质疏松的老年人,他们血液中锰的含量明显低于老年前期。一般来说,一个成年人每天至少要摄入 3.5～5 毫克的锰才能满足机体的需要,我国暂定标准为 5～10 毫克。老年人只要不挑食不偏食,保持膳食平衡,经常食用各种营养素,就不需要再另外补充锰。锰的主要来源是谷类、小麦、坚果、茶叶,新鲜绿叶蔬菜中也含有较多的锰,其中茶叶中含锰尤为丰富,所以老年人应多用这些食物,以防止体内缺锰。

(二十七)含氟牙膏可引发骨质疏松

就在"含氟"已成为一种促销口号的今天,比利时政府宣布将禁止含有氟化物的口香糖、口含片、口腔喷雾液的销售,理由是过多使用这些含氟商品会危害身体健康。

比利时卫生部发言人汤姆·鲁慈说:"根据卫生部最新接到的一份研究报告,过度使用含氟物品可能会引起氟中毒,从而损害神经系统,引发骨质疏松。"卫生部因此决定禁售含氟口香糖等商品。

比利时卫生部一名顾问在接受路透社记者采访时说,这是欧盟国家第一条关于禁售含氟物品的禁令,但禁售商品不包括含氟牙膏。不过鲁慈透露,公共卫生和环境事务大臣马格达·阿尔富特正计划与欧盟其他国家卫生部长进行磋商,讨论禁止儿童使用含氟牙膏一事。

鲁慈说,这项禁令可能于 8 月底付诸实施。此外,尽管含氟药品不在被禁范围之内,但卫生部将对含氟药品的使用情况和效果进行调查,以查证这类药品是否对健康构成危害。

(二十八)特殊原因让青少年也骨质疏松

青少年也会出现骨质疏松,但是青少年骨质疏松的发生率远低于老年人,而且有其自身的特点。造成青少年骨质疏松有许多的特殊原因,主要在以下情况下青少年可出现骨质疏松。

1.佝偻病 佝偻病是指发生在婴幼儿,即骨骺闭合以前的骨缺钙疾病。这种病的发生是由于孕妇在怀孕期间摄取钙质过少及维生素 D 缺乏,或哺乳期喂养方法不当,或由于其他原因导致钙、磷比例失调而继发的骨质疏松。

2.软骨病 是指发生在骨骺生长板已经闭合的成人骨化障碍。该病见于成年人,与体内钙、磷代谢障碍及维生素 D 不足等因素有关。

3.肾病 如肾衰竭、肾移植术后等原因造成钙、磷从体内丢失过多,导致骨质疏松。

4.消化系统疾病 如肝硬化、慢性胰腺功能不全、胆管瘘、胃肠部分切除术等导致钙、磷吸收障碍及维生素 D 缺乏。

5.遗传性疾病 如假性维生素 D 缺乏、抗维生素 D 佝偻病等造成的骨骼代谢异常。

6.药物 服用某些药物导致骨质疏松。例如,长期服用糖皮质激素引起骨质疏松;抗癫痫药引起的骨质疏松等,这些药物可干扰维生素 D 的代谢过程,不利于骨骼的形成。

因此,青少年发生骨质疏松的机会不少,采取积极有效的预防措施可以避免过早地发生骨质疏松,如加强体育锻炼、养成良好的生活习惯等可作为预防措施,关键是预防原发病的发生。

(二十九)瘦人更易患骨质疏松

肥胖和超重容易患多种慢性疾病,因此建议人们要保持一个健康的体重。现在科学家证明,对瘦人来说也有许多不利因素。研究显示,中年男性体重过低或者减重会增加骨质疏松和骨折的机会。

专家指出,中年男性体重低与 30 年后发生骨质疏松有关,这一危险明显受体重改变的影响。体重增加会减少危险,体重降低会增加危险。

有调查显示,低体重的中年男性在衰老过程中体重下降会增加骨质疏松的危险。在 20 世纪 70 年代体形偏瘦的,后来体重又降低的这些人中,有 1/3 患了骨质疏松。相反,那时体形偏胖的,后来体重没有变化的人中没一人患骨质疏松。

尽管体重增加和体重重对骨骼有利,但一个稳定健康的体重一直是被推荐的。至于减重对骨质疏松和骨折的影响问题应当考虑,必要时应当避免。

四、骨质疏松的分类

骨质疏松是在遗传因素和环境因素的共同作用下,影响高峰骨量及骨量丢失并最终发展至骨质疏松。这些因素包括药物、饮食、种族、性别及生活方式。骨质疏松可以是原发性的也可以是继发性的。

1.原发的骨质疏松　可以分为Ⅰ型和Ⅱ型。

Ⅰ型或称为绝经后骨质疏松：认为其主要原因是性腺（雌激素和睾酮）功能的缺陷，发生在任何年龄段的雌激素和睾酮缺乏都将加速骨量丢失。骨量丢失的确切机制尚不完全明确，原因是多方面的，其中最主要的原因是破骨细胞前期细胞的募集和敏感性增加，以及骨吸收的速度超过骨形成。在绝经后的妇女第一个 5～7 年中骨的丢失以每年 1%～5% 的速度递增，结果是导致骨小梁的减少，容易出现科莱斯骨折和椎体骨折。

Ⅱ型或称为老年性骨质疏松：见于男性和女性，源于骨形成下降和老年人肾脏形成 $1,25\text{-}(OH)_2D_3$ 降低。上述生理变化的结果是引起骨皮质及骨小梁的丢失，增加了髋骨、长骨及椎骨骨折发生的危险性。

在Ⅰ型和Ⅱ型骨质疏松中，以妇女为多见，男女比例分别为 2∶6（Ⅰ型）和 1∶2（Ⅱ型），Ⅰ型骨质疏松的发病高峰年龄为 50～70 岁，Ⅱ型骨质疏松的高发年龄为 70 岁以上。

2.继发的骨质疏松　也称为Ⅲ型骨质疏松。Ⅲ型骨质疏松继发于药物，尤其是糖皮质激素，或是其他各种能增加骨量丢失的病变。

Ⅲ型骨质疏松发病与年龄关系不大，可见于任何年龄。

Ⅲ型骨质疏松中男女发病比率无差异。

3.原因不明特发性骨质疏松 如遗传性骨质疏松等。

此外,根据骨质疏松发生的范围又可分为以下两类:

(1)全身性骨质疏松:如老年性骨质疏松、甲亢性骨质疏松等。

(2)局限性骨质疏松:如类风湿关节炎性骨质疏松、肢体石膏固定后引起的局部骨质疏松等。

第三章 骨质疏松的临床表现

一、骨质疏松的四大症状

骨质疏松早期是没有症状的,因此人们也称之为"无形杀手"。病程发展到一定程度后才逐渐出现症状,骨质疏松的表现主要为疼痛、身材变矮、易骨折。

(一)疼痛

原发性骨质疏松早期病人通常无任何症状,不易被发现;或自觉乏力、倦怠,稍做家务易出现疲劳感,常有失眠,夜多梦,易惊醒,牙齿松动,夜间下肢抽筋,情绪低落,记忆力差,易衰老等症状。

70%～80%的病人可有疼痛表现,腰背酸痛,有的患者还有踝关节痛,早起行走时有足跟痛等。最常见的是腰背酸疼,疼痛沿脊柱向两侧扩散,仰卧或坐位时疼痛减轻,直立时后伸或久立、久坐时疼痛加剧,弯腰、咳嗽、大便用力时加重。其次是肩背、颈部或腕、踝部,初期仅在变换体位时出现疼痛,常局限于腰背部,偶尔可向前或双下肢放射,疼痛时轻时重,严重者可有程度不同的腰背部疼痛。背痛是因脊椎部分或全部萎陷出现脊椎旁肌肉痉挛所致。严重骨痛可影响老年人的日常生活、饮食和睡眠等，常使病人生活无规律，牙齿过早脱落，茶饭不思，痛苦异常。

有无背痛以及其严重性与骨质疏松的程度不呈平行关系。一般骨量丢失12％以上时即可出现骨痛。老年骨质疏松时，椎体压缩变形，脊柱前屈，肌肉疲劳甚至痉挛而产生疼痛。若发生胸腰椎压缩性骨折，亦可产生急性疼痛，相应部位的脊柱棘突可有强烈压痛及叩击痛。若压迫相应的脊神经可产生四肢放射痛、双下肢感觉运动障碍、肋间神经痛、胸骨后疼痛类似心绞痛。若压迫脊髓、马尾神经，还影响膀胱、直肠功能。

(二)骨骼变形

脊柱前倾，弯腰、驼背和身材变矮。可伴有持续性疼痛，常因弯腰、上举或跳跃活动，而致疼痛加剧。身长缩短、驼背多在疼痛后出现。脊椎椎体前部负重量大，尤其第11、12胸椎及第3腰椎，负荷量更大，容易压缩变形，使脊椎前倾，形成驼背，随着年龄增长，骨质疏松加重，驼背曲度加大，老年人骨质疏松时椎体压缩，每个椎体缩短2毫米左右，身长平均缩短3～6厘米。随着骨质疏松的严重程度不同，身材和本人年轻时高度相比自觉变矮，轻则矮1～2厘米，重则矮5～6厘米或更多。出现驼背，似龟背形状，驼背则表示已有脊柱椎体压缩。

（三）骨折

骨质疏松最常见的并发症是骨折，轻微外力即可导致骨折，如咳嗽可发生肋骨骨折。60 岁以上老年人骨质疏松并发骨折率高达 12%。轻者可使活动受限，重者须长期卧床，给社会和家人造成很大负担。老年人骨折可引发或加重心脑血管并发症，导致肺部感染和压疮等多种并发症的发生，严重危害老年人的身体健康，甚至危及生命，死亡率可达 10%～20%。

随着骨质疏松的不断加重，骨骼局部可出现压痛，甚者在轻微外力的作用下，即出现不同程度的骨折。骨折的好发部位主要在脊椎（第 11、12 胸椎和第 3 腰椎），股骨颈和桡骨远端、脊柱出现楔形性压缩性骨折而使脊柱变形、缩短，这是老年人身体变矮的主要原因。胸椎的缩短可伴有胸部不适和肺功能障碍，出现腹胀和便秘等症状。脊柱（胸、腰部）、髋部（股骨颈）和腕部（桡骨）的骨折，通称为"骨质疏松三大骨折"。骨折是退行性骨质疏松症最常见和最严重的并发症。

骨折，是骨质疏松的最大危害。其原因是骨的力学性能下降，最常见的骨折部位是脊柱椎体骨折，下肢股骨颈骨折及手腕桡骨远端骨折。重度骨质疏松者椎体骨折可发生在弯腰洗脸、搬物、下楼及咳嗽时；在公共汽车上轻微拥挤也可发生肋骨骨折；在家滑倒时，臀部着地可发生股骨颈骨折，跌倒手臂前伸支撑时可发生手腕部桡骨远端骨折。

这是退行性骨质疏松最常见和最严重的并发症，它不仅增加病人的痛苦，加重经济负担，并严重限制病人活动，甚至缩短寿命。据我国统计,老年人骨折发生率为 6.3%～24.4%,尤以 80 岁以上高龄女性为甚。骨质疏松所致骨折在老年前期以桡骨远端骨折(Colles 骨折)多见,老年期以后腰椎和股骨上端骨折多见。一般骨量丢失 20% 以上时即发生骨折。BMD 每减少 1.0DS,脊椎骨折发生率增加 1.5～2 倍。脊椎压缩性骨折有 20%～50% 的病人无明显症状。

(四)呼吸功能下降

早期的骨质疏松往往是悄无声息的,无明显临床症状和体征。中晚期骨质疏松病人除了可能造成呼吸系统障碍外,还可引起腰背部及下肢疼痛,身长缩短及驼背,严重的还可能造成骨折。

有些老年人出现了呼吸困难的症状时,并没有去注意,总以为是自己年老引起的。对此,专家提醒,呼吸困难或是由于骨质疏松导致脊柱与胸廓畸形造成的。

胸、腰椎压缩性骨折,脊椎后弯,胸廓畸形,可使肺活量和最大换气量显著减少,肺上叶前区小叶型肺气肿发生率可高达 40%。老年人多数有不同程度肺气肿,肺功能随着增龄而下降,若再加骨质疏松所致胸廓畸形,患者往往可出现胸闷、气短、呼吸困难等症状。

二、骨质疏松的临床百态

骨质疏松症状不明显,是进行性发展的,骨头悄悄地变脆变酥,变得不经碰,不经敲打。骨质疏松就像蚂蚁蛀木头,开始时蚂蚁洞很难发现,等到木头里面蛀空了,轻轻摇动甚至没有外力,木头也会折断。如果有骨质疏松只用轻微外力就可造成的骨折,叫作骨质疏松脆性骨折。临床上常有这样的病人,骨折了才知道自己有骨质疏松。有的病人下雨天走路时脚扭了一下,居然站不起来。医生诊断发现,踝部发生了骨质疏松性骨折。有的高龄老人只因咳嗽了几下,便觉胸痛、腰痛,去医院检查,结果居然是肋骨、胸椎多处骨折。

(一)女性不同年龄段缺钙的表现不同

正常情况下,人体钙元素需要维持在 2.18~2.63 毫摩/升,低于这个范围则认定为缺钙。女性一生中不同年龄段缺钙的表现也不同。

1.婴幼儿时期　表现为夜间盗汗、睡觉不实,脾气怪、爱哭闹,出牙晚、出牙不齐,生长迟缓、学步晚,食欲缺乏、精神状态不好、免疫功能低下等。由于婴幼儿对于钙的需求大,所以更容易缺钙。当小儿出现以上症状时,应及时就医。

2.青春期　感到明显的生长痛、精力不集中、骨骼发育不良,蛀牙、牙齿发育不良,易过敏、易感冒等。

3.青壮年时期　青壮年由于生活节奏快,容易忽视身体的缺钙表现,如经常性的倦怠、乏力、腰酸背痛、易过敏、易感冒等。当有以上症状时,就应怀疑是否缺钙。

4.孕期及哺乳期　处于这个阶段的妇女缺钙现象比较普遍。当感觉牙齿松动,四肢无力、经常抽筋,腰酸背痛、关节痛,头晕,并患有贫血、产前高血压综合征、水肿及乳汁分泌不足时,应考虑是否为缺钙。

5.中年时期 出现脚后跟痛、腰椎痛、颈椎痛,牙齿松动、脱落、四肢无力、经常抽筋,就应在医生的指导下进行补钙。

6.老年时期 此时,人体开始慢慢进入钙质吸收减少、排泄增多期。表现为皮肤瘙痒,脚后跟痛,牙齿松动、脱落、明显的驼背、身高降低,食欲减退、便秘;多梦、失眠、烦躁、易怒等。当出现以上症状后,建议在医生的指导下服药治疗。

(二)女性痛经原是缺钙惹得祸

痛经是指月经前后或行经期间,小腹疼痛难忍或腰骶部酸痛不适之常见多发病。分原发性和继发性两种。原发性又称功能性痛经,中医称"经行腹痛"。

很多青春期女孩有痛经现象,其实产生这一现象的原因正是由于血中的钙含量不足导致的。研究人员发现,在月经开始的 10 天前,卵巢的运作最不活跃,血钙含量会持续稳定地下降,由于血钙的不足,导致月经前出现紧张、不安、头痛、失眠和心情沮丧等情绪,最终出现了痛经。因此,钙是女性不可缺少的重要物质,而钙的吸收和利用,又有赖于镁。镁作为矿物质中的一种,它能通过自身的特性,帮助人体有效地利用钙。因此营养师建议,此类病人不妨平日在饮食当中摄入充足的钙、镁等矿物质,在月经前或经期中,应另外补充钙、镁,痛经就完全可以得到缓解。

雌激素有拮抗甲状旁腺激素排钙的作用,当妇女体内雌激素水平下降时,这种拮抗能力减弱,于是骨钙就会更多地流入血中,再从尿中排出,因此,女性更易缺钙。妇女从 35 岁开始就发生骨质的丢失,绝经期后尤其明显。30 岁的女性比同龄男性的钙含量少 20%～30%。

另外，除了痛经症状，如月经停止、经期不规则或者经量太少都与营养不良、缺少矿物质有关。如果能摄取足够的钙、镁，以及能刺激脑下垂体、性腺分泌激素所需的各种营养物质，这些症状都是可以得到改善的。当女性在 40～50 岁出现更年期症状时，矿物质可以帮助机体尽快适应更年期变化，减轻和消除症状。因为钙是天然镇静剂，镁是良好的肌肉松弛剂。如果女性能在停经前合理补充饮食营养，这不但能保持激素的正常分泌，防止月经不调的情况，还可帮助女性在停经后避免各种异常问题的出现。另外，当女性进入更年期时，雌激素分泌不足，导致骨质合成代谢作用减弱，产生骨质疏松现象。充足的钙、镁可以有效减少骨质流失，舒缓骨质疏松情况。

（三）骨质疏松让女性变得更"脆弱"

骨质疏松是指骨成分由骨骼往血液不断移动（即骨质流失），导致骨质量减少，进而使骨骼内孔隙增大，呈现出中空性疏松的现象，是一种退行性病变的全身性骨骼疾病。骨质疏松常表现出的四大症状为：疼痛、骨骼变形、频繁抽筋、骨折。

通常骨质密度在 30～35 岁时达到骨峰值，之后便会因钙质流失而开始下降，尤其以女性的下降速度更为明显。有数据显示，全球 50 岁以上的中老年人中，约 1/3 的女性和 1/5 的男性会受到骨质疏松的威胁。

骨质疏松之所以更青睐女性，主要是由女性的"先天不足、后天失调"所引起，女性天生不如男性"骨头硬"。

1. 先天因素

(1)女性骨质总量及密度相对偏小:由于女性青春期发育及骨骺线闭合均早于男性,而且身形和体重也比男性小,加上肌肉比重低,对骨骼的日常刺激相对偏低,所以总体上女性的骨质总量及密度均比男性要小。另外,还值得注意的是太瘦小的人更容易发生骨质疏松和骨质疏松性骨折。

(2)女性发生"骨变"的机会较多:从青少年到中老年的近40年人生中,女性会经历"经期、怀孕、哺乳、围绝经期"等特殊的生理变化,这些过程与其骨骼的生长、发育、衰老密切相关。比如说,20~30岁为人体储钙的黄金时期,而此时大多数女性正在经历怀孕、哺乳,这必然会影响到骨量的积累。

(3)雌激素与骨代谢有着密切的联系:女性围绝经期时,随着卵巢功能减退导致雌激素水平下降,使骨的吸收和重建失去平衡,骨质逐渐变脆。所以,女性一般在绝经后的1~20年出现骨量快速丢失,而绝经后的10~15年最易发生骨质疏松。

(4)在怀孕、生育和哺乳期间需要钙量大:在女性怀孕、生育和哺乳期间,若没有获得足够的钙质补充,为了满足宝宝快速生长发育的需求,就会动用到母体骨骼内的钙质,这也会影响女性骨的密度。

2. 后天因素 女性相对好静,缺乏运动,加上现代都市的很多女性成天"宅"在电脑前,或者为了美白而较少接触到阳光,以及不喜欢喝牛奶,为美丽而节食减肥等,这些生活方式易导致女性钙质摄取不足或维生素 D 缺乏,骨密度不够,到中年后更容易发生骨质疏松。

3.女性要让自己"强硬"起来　研究表明,一个人的骨峰值越高,则日后发生骨质疏松的危险性就越低。因此,年轻女性特别是孕期或哺乳期的女性应适当补充钙和维生素 D。因为,年轻女性不仅需要补钙来力求使自己的骨峰值达到较高水平,还要保证胎儿或婴儿生长发育的钙需求。对于青春期、孕期、哺乳期的女性,以及 45 岁后的中老年女性,应保证每日 1 200 毫克的钙摄入量,这是预防骨质疏松的重要措施之一。

在日常饮食中则宜多食用富含蛋白质及钙质、维生素 D 的食品,如牛奶、酸奶、豆浆、豆腐、海带、木耳、小鱼虾、各种果仁、新鲜蔬菜等,并避免过多食用肉类及油炸食品。

(四)绝经后骨质疏松常腰背疼痛

骨质疏松在女性中更为常见,特别是 50 岁左右女性,因为绝经后雌激素水平下降比较快,骨的脱钙速度远远大于补钙的速度,很快就会骨质疏松。统计显示,50 岁以上女性每 7 个人中就有 1 个发生过脊柱骨折,女性一生中发生骨质疏松性骨折的危险性达到 40%,超过乳腺癌、子宫内膜癌和卵巢癌的总和,骨质疏松病人有时打个喷嚏就会导致脊柱骨折。而且一旦发生骨折后,再发骨折的风险非常高。有时髋部的骨折甚至是致命的。

最常见的绝经后骨质疏松的症状就是腰背疼痛。由于压缩性脊椎骨折或腰背肌痉挛引起的腰背痛,其中局限性腰背痛占 67%,腰背痛、四肢放散痛占 9%,腰背痛、麻木占 4%,四肢麻木、屈伸腰背时出现肋间神经痛、无力感占

10%。疼痛表现为久坐、久站等长时间固定姿势时加剧,日常活动中如用手持物品、绊倒、用力开窗等加剧,胸、腰椎出现新鲜压缩性骨折时腰背痛剧烈,这就是绝经后骨质疏松的症状。

绝经后骨质疏松的症状同时还常伴随身高缩短、驼背,身高与年轻时相比可缩短 5～10 厘米或更多。由于压缩性骨折可造成脊柱前倾,背屈加剧,形成驼背,随着年龄的增长,骨质疏松程度的加重,驼背的位置变低,驼背曲度会增加。

(五)男性骨质疏松高发髋部骨折

年龄在 60 岁以上的骨质疏松男性病人,常常伴随过度饮酒、吸烟及运动量少等不良生活习惯。男性骨质疏松病人经常会感到背痛、四肢关节疼痛,或四肢无力、疲劳感,以及体型改变、身材变矮、驼背等。脊椎椎体前部多为松质骨组成,此部位负重最多,容易压缩变形,使脊椎前倾,背屈加剧,形成驼背。老年人骨质疏松时椎体压缩,身长平均缩短 3～6 厘米。

老年人骨质疏松最大的危害就是骨折了,有时在轻微外力作用下造成腕部、脊椎或髋部的骨折。男性骨质疏松骨折的特点为髋部骨折高于脊椎和腕部,以及股骨颈和粗隆间骨折,这也是男性骨质疏松的症状。

一旦发生骨折,特别是髋部骨折是很危险的,死亡率可以达到 30%,年龄越高危险性越大。且骨折只能卧床休息,选择保守治疗的话,起码 2 个月才能下床,至少需要 4 个月才能完全恢复。病人年老体弱,往往伴有糖尿病、冠心病、高血压等慢性病,而在这段漫长的卧床时间内,各种并发症可能会一点点吞噬掉老人的生命力和生存意志。另外,长期卧床容易诱发肺部感染及泌尿系感染,卧床过久导致的压疮和继发性感染对老年病人也是一大隐患。

(六)头痛失眠或因骨质疏松所为

"我一直以为自己老了,才会睡眠不好的。"今年63岁的黄先生,最近几年来每天晚上真正的入睡时间只有4个多小时,因为只要稍微睡长一点儿,他就会全身骨头痛。寻找骨头痛的原因,开始怀疑是床的缘故,他将硬硬的棕床换成松软的席梦思。可骨头照样痛,还经常通宵失眠。

晚上睡不好,白天肯定就无精打采。从此,黄先生比别人多了一个特点:瞌睡。有时干着家务活,黄先生都会睡过去,整个人和梦游一样。原来他还喜欢搓麻将,但搓着搓着,他也会打起呼噜睡过去。

两周前的一个下午,吃完午饭的黄先生骑着摩托车去外面办事。路上,瞌睡又来了,当时就忍不住闭上了眼睛。等苏醒过来时,发现自己已从山路上滚到了田野里。他被转送到市中医院急救。检查发现,他左侧胸部明显塌陷,左侧第4~10根肋骨骨折,其中数根肋骨都断成了数截;左肺压缩60%,并伴有血气胸。

医生立即为他做胸腔闭式引流术。术中专家发现,他的肋骨非常脆,多处断成碎片。因此断定,黄先生患有较严重的骨质疏松,导致了他骨头疼痛,难以入睡。

据了解,以前一直下地干农活的黄先生,进城已有五六年没碰锄头了。这几年就是干点家务，打打牌、看看电视，也没有什么运动。骨头痛，睡不好，正是从那以后开始的。

专家认为，黄先生的这种情况是十分典型的都市人多发的骨质疏松。现在的都市人户外活动少，脑力劳动多，整天少动多坐，加上饮食太过精细，维生素 D 摄入量过少等，越来越多患上了骨质疏松，越来越多的人加入了睡眠不足的行列。

有关专家指出，临床上经常有失眠患者会因睡眠中发生的骨痛而惊醒，这往往是因为他严重缺钙，造成骨质疏松；而由骨质疏松引发的骨痛往往会在睡眠中悄悄袭来，从而影响人的睡眠质量并导致失眠。

（七）老年人突然剧烈腰痛警惕骨质疏松

今年 70 岁的黄爷爷起床穿衣时动作猛了一点儿，不想突然觉得腰部剧痛，转动不得，连站起来走路都感到非常困难，只好坐着轮椅在家人的陪同下到医院看病。检查显示，黄爷爷的腰椎只有轻度的退行性变，病变情况轻微，与他表现的严重症状不相符合。医师询问后了解到，黄爷爷在腰痛的同时没有伴发明显的坐骨神经痛和腿部放射性疼痛。经检查，考虑其很可能是骨质疏松引起的剧烈腰痛，遂入院治疗。

骨质疏松是老年人腰痛的常见原因，有的人甚至已发生了腰椎压缩性骨折才知道自己患有骨质疏松，这种腰痛往往难以缓解，严重的骨质疏松还会导致病人脊柱后凸，直不起腰来，站立、行走都感到非常困难。

人到中年,骨质就会开始缓慢流失,导致骨质疏松,当骨量流失一大半时,骨骼中纵横交错的骨小梁断裂的次数和部位就会增加,形成多处"微小骨折",从而导致骨痛。疼痛是原发性骨质疏松最常见的症状,以腰背痛多见,疼痛位置不固定。骨质疏松引起的疼痛通常在站立或久坐后、弯腰、运动、咳嗽时加剧,坐下或躺下后减轻;日间疼痛比较轻,夜间和清晨加重。

(八)老年性骨质疏松妇女容易驼背

老年性骨质疏松重要临床表现之一为身长缩短、驼背、多在疼痛后出现。脊椎椎体前部几乎为松质骨组成,此部分是身体的支柱,负重量大,尤其胸 11~12 椎体和腰 3 椎体,负荷量更大,容易压缩变形,使脊椎前倾,背屈加剧形成驼背。正常人 24 节椎体,每一个椎体高度 2 厘米左右,老年人骨质疏松时椎体压缩,每个椎体缩短 2 毫米左右,身长平均缩短3~6 厘米。

人到老年会出现身高缩短现象,部分人会出现驼背,以老年妇女为显著。其根本原因是老年性骨质疏松,妇女在绝经后最为明显,因为绝经后雌激素水平锐减,骨转换过程加强,造成骨量丢失加速。

绝经后妇女的骨量丢失,主要表现在骨小梁变细、穿孔,甚至消失。而妇女绝经后身体所承受负荷并未减少,这就使得残存骨小梁所承受压力相对增加,久而久之,便会使骨形体萎缩甚至骨折,由于人体椎体和髋部含有丰富的骨小梁,对骨代谢变化极为敏感,因而是绝经后骨质疏松的主要受累部位。

通常情况下，妇女以绝经后 6～10 年骨量丢失最为突出，称"快速丢失阶段"，以后转为"缓慢丢失阶段"，所以老年妇女存在不同程度骨质疏松改变。如果骨量丢失达 25％以上，就容易因骨质疏松引起胸、腰椎骨折，占老年妇女的3％～5％。这种骨折通常发生在日常生活中，仅表现为短暂的腰背痛，无神经受压症状，易被忽视。逐渐发展便出现了身高缩短、驼背等现象。

（九）骨质疏松老人抱小孩引起腰椎骨折

邻居李阿姨退休已多年，除了每周日和节假日，儿子、媳妇带着孙子回来热闹一番之外，平时，老俩口的生活清闲又安逸。年龄大了，李阿姨不时觉得有点腰背痛，而老伴也常开玩笑说："你怎么越来越矮了，背也驼了？"前天，儿子带着孙子回来看她，她一高兴想抱抱孙子，刚直起腰，只听见"咔"的一声，她当即痛得弯下腰不能动弹。医生诊断说，这是腰椎骨折，是由骨质疏松引起的。骨质疏松是以骨量减少、骨组织的微细结构破坏，导致骨头"变脆"，容易发生骨折为特点的全身性疾病。

骨质疏松最常见的症状包括了膝关节、腰背酸痛，身高缩短和驼背等。骨质疏松患者常在轻微外力作用下，甚至日常生活中发生骨折，即所谓的"脆性骨折"。严重者甚至咳嗽一声、上厕所下蹲或系鞋带时，都会发生骨折。李阿姨就是在做很常见的动作——抱小孩时发生骨折。骨质疏松的骨折常发生于脊柱、腕、髋（股骨颈）和踝部。脊椎压缩性骨折时有的会出现剧烈疼痛,连翻身都困难,死亡率高达 25％；髋部骨折的老年人,50％的病人会因卧床而引发各种并发症,严重影响生活质量。

(十)浑身"冒凉风"警惕骨质疏松

近日,很多病人反映自己有浑身冒凉风的症状,尤其是在关节的部位,风就像"窜"着走一样,怀疑自己患上了类风湿。医生指出,浑身冒凉风不一定就是类风湿,年龄大、体质弱、骨质疏松等都可以导致症状的发生。

多种原因可致浑身"冒凉风",当病人出现身体疼痛,特别是关节疼痛、冒凉风、红肿发热等症状时,应该检查血沉、骨密度等。如果只是单纯的冒凉风,血沉还不快,那么这个"凉风"就不是病理性的,没有炎症不会造成严重的后果。建议做骨密度检查,因为骨质疏松也可以导致浑身冒凉风的症状。另外,纤维肌痛综合征、风湿性多肌痛、免疫力低下等也可以导致浑身冒凉风。

(十一)骨质疏松的呼吸系统表现多样化

1.老年人呼吸不畅源自骨质疏松　有些老年人出现了呼吸困难的症状,便怀疑自己患了支气管炎或者是肺部感染,到医院检查后才知道自己的呼吸困难是由于骨质疏松,引起脊柱与胸廓畸形造成的。骨质疏松会使胸廓、脊柱变形,压迫肺组织,导致呼吸不畅。

(1)人体骨质疏松会导致胸腔受到一定的压迫,脊柱也会出现变形,会使保护肺部的脊柱和肋骨时刻处于一种威胁之中。就像是房屋的房梁构建出现了松动,里面的人随时都会处于危险,随之松动的幅度不断变大,肋骨对胸腔内脏的压迫会逐渐变大,压迫到肺部会引起呼吸不畅。

(2)如何正确区分呼吸不畅是否源自骨质疏松,可以根据其他伴随症状判断。与肺部感染导致的呼吸不畅不同,骨质疏松导致的呼吸不畅通常不伴有咳嗽、咳痰、体温升高等呼吸道炎症的表现。另外,骨质疏松常常伴有腰酸背痛、盗汗、骨痛、驼背、身高缩短、容易骨折等症状。因此,当出现呼吸不畅同时伴有骨质疏松的其他症状时,可以基本判断为骨质疏松所致。

(3)老年骨质疏松时椎体压缩,身高可平均缩短3～6厘米。驼背还可能影响老年人的呼吸功能,因为驼背造成的胸廓畸形,肺活量减少,病人往往会出现胸闷、气短和呼吸困难等症状,由此导致肺气肿的发生率也很高。中晚期骨质疏松症病人除了可能造成呼吸系统障碍外,还可引起腰背部及下肢疼痛、身长缩短及驼背,严重的还可能造成骨折。

2.咳嗽致骨折原是骨质疏松作祟　68岁的陈婆婆早上刚一起床,突然听到自己的骨头咔嗒一声响,同时感到腰背部出现疼痛,并且越来越厉害,吃完早餐后她感觉腰痛得不行了,一转身就痛,连走路都走不了。到医院拍了X线片,发现胸12椎体、腰1椎体呈现压缩性骨折,需入院治疗。陈婆婆和家里人都觉得很奇怪,平时都是这样起床的呀,也没磕没碰的,怎么就骨折了呢?

其实像陈婆婆这样的例子并不少见。没有明显外伤史的情况下,老年人依然有可能因为一些轻微的外力而出现压缩性骨折,有的老太太甚至因为晒被子时一个伸臂动作,或是仅仅从公共汽车上下车,甚至大力咳嗽,也会导致压缩性骨折,这种骨折叫老年性压缩性骨折,其根本病因是骨质疏松。

3.常年有痰"罪魁"竟是骨质疏松 74岁的王大娘一生劳苦,一共养育了8个子女,从50岁开始她发现自己的个头变矮了,近两年来,她经常觉得腰痛腿痛后背痛。王大娘时常感到气管里总有痰,甚至晚上不敢平躺睡觉,侧卧位才睡得着。通过一次免费骨密度检测,医生发现她的骨丢失量占一生骨量的1/3以上。

骨组织细胞成分分为:成骨细胞、骨细胞、破骨细胞。由于骨量丢失,骨小梁变细,容易骨折。发生骨质疏松后,容易出现胸、腰椎压缩性骨折、脊椎后弯、胸廓畸形、肺活量和最大换气量显著减少,患者往往出现胸闷、气短、呼吸困难等症状。陈大娘就是由于脊椎变形而间接导致常年有痰。

4."老慢支"使骨质疏松更严重 老年慢性支气管炎和阻塞性肺气肿通常简称为"老慢支",是我国老年人中的常见慢性呼吸道疾病。"老慢支"除了是肺动脉高压、肺源性心脏病和呼吸循环衰竭的重要危险因素之外,还是老年骨质疏松的危险因素之一。

人到老年,由于骨钙丢失,性激素水平下降和日照减少等因素的影响,使得骨质疏松处于高发阶段。而"老慢支"病人不仅可受到这几个因素的影响,还可因以下几个因素而使骨质疏松变得更加严重起来。

(1)缺氧的影响:"老慢支"病人普遍存在血氧分压的低

下。加之反复的肺部感染,导致机体处于缺氧状态,进而引起包括胃肠道在内的多个脏器功能减退,影响钙的吸收和利用,血钙浓度降低,骨钙移出增加,骨量减少,骨质变得更为疏松起来。

(2)免疫因素的影响:"老慢支"病人的免疫功能较同龄健康老年人低下,由此可使得具有免疫活性的促骨细胞吸收作用下降,影响骨钙形成环节,骨量难以得到补充而骨质疏松程度加重。

(3)日晒和运动的影响:"老慢支"病人因肺部感染和呼吸困难造成外出活动不便,户外活动明显较健康老年人减少。特别是在冬季,有些"老慢支"病人几乎整日都待在家中,更加使得患者户外活动不足,日晒也因而缺乏,导致接受阳光紫外线而生成的内源性维生素 D 不足,使得骨应力刺激减少,骨量丢失加速。

因此,在"老慢支"的防治中,不仅要关注其感染、缺氧和呼吸功能减退等问题,加以积极处理,还需要重视其骨质疏松问题,采取综合措施进行防范,避免自发性骨折及残疾的发生。

(十二)牙齿变松与指甲变软是骨质疏松在捣乱

人到中年,原本没有牙病,但牙齿也开始松动了,指甲变软了。这时需要警惕是否是骨质疏松在捣乱。随着年龄的增长,骨骼的状态也开始走下坡路,骨密度越来越低,导致牙槽骨不坚固,牙槽骨骨质疏松就很有可能发生。骨质疏松病人的骨质会流失,引起指甲变软。要注意观察病人伴随指甲和牙齿的其他改变。

是否有体重的改变导致骨密度的变化。围绝经期体重下降是非常令人烦恼的事情,因为它会带来骨质丢失。研究人员预计,大约有7%体重下降的女性在5年内会出现骨质疏松,而骨质的丢失会增加骨折的风险。脊柱是支持身体的支柱,负重最大,因此发生骨质疏松时,脊柱更容易出现症状。

脊柱是否有改变。骨质疏松首先会出现椎体内部的骨小梁破坏,数量减少、负担能力下降,疏松而脆弱的椎体受压,易导致椎体变形和身高缩短。

走路姿势是否有改变。有的人走路时感觉东倒西歪,站立时不稳,要当心是骨质疏松在捣乱。骨质疏松后,骨骼承重能力下降,就像萝卜变糠了、木头变朽了,再加上肌肉能力随之下降,其平衡能力也会随之下降,走路不稳,容易摔倒。

此外,还有皮肤变化。皮肤厚提示骨骼好。因为钙参加全身所有组织器官细胞代谢,同时也具有营养皮肤及治疗皮肤病的作用,缺钙会导致骨质疏松,同时也会伤及皮肤。

据骨科医生介绍,更年期妇女更容易患骨质疏松,如果出现以上症状,最好去医院早检查早治疗。

(十三)年轻人骨不经碰也是骨质疏松

最近,在门诊中遇到几个如果碰碰就骨折或经常腰背疼痛的年轻病例,经检查都是骨质疏松。这里无疑是发出这样的警告:提防"人未老骨已脆"。

1. 小情侣拥抱后女友肋骨骨折 一对小情侣久别重逢,刚见面就亲密拥抱。女友当时就感觉肋骨剧痛,经过医生诊断,竟然是肋骨骨折了。针对这件事情,专家表示拥抱后女孩肋骨骨折就跟骨质疏松有关。

2. 30 岁的黄女士手术后感觉腰背疼痛 30 岁的黄女士 4 年前做了子宫和卵巢切除手术,术后恢复一直挺好。可是,几个月前开始,她多次感觉腰背疼痛。经医师仔细检查,确定她患有骨质疏松,造成了腰椎压缩性骨折。

3. 25 岁的刘先生脚崴时踝部发生骨折 25 岁的刘先生是销售经理,烟酒不离身,平时应酬颇多,生活作息无规律。去年 8 月份一个下雨天,他走路时脚扭了一下,居然站不起来了。医生检查发现,踝部发生了骨质疏松性骨折。

骨质疏松与年龄的关系巨大,40 岁之后,年纪增大发病率会增高。现如今,骨质疏松越来越年轻化,其主要原因是生活方式问题,青年男女缺少户外运动;饮食习惯不好,挑食偏食,盲目节食减肥;经常喝碳酸饮料;精神压力大,内分泌紊乱,影响钙吸收;经常熬夜。一些白领工作时整天对着电脑,晚上回家也上网,脖子全天处于僵硬状态,时间久了,僵硬带来的就是早期颈椎病和骨质疏松。

黄女士虽然还没到绝经年龄,但她在绝经前切除了子宫和卵巢,这引起卵巢功能和性激素的改变,使雌激素水平下降,使破骨细胞(相当于破坏骨头的工人)极其活跃,成骨细胞(相当于骨骼的建筑工人)相对"怠工",导致骨质疏松的发生。

刘先生常年大量吸烟、过度饮酒。吸烟可以减少体内维生素和激素的产生,而这类物质对于健康的骨骼都是必需的。喝酒尤其长期饮酒会造成骨流失和肌肉萎缩。

此外,不少人有喝纯净水的习惯,实际上这个习惯也可能成为骨质疏松的诱因。纯净水将一些矿物质和微量元素过滤掉了,不仅会影响人体钙吸收,也会导致其他微量元素无法吸收。

(十四)无症状的骨质疏松悄然在行动

骨质疏松的病理特征是骨量减少、骨组织微结构破坏引起骨强度降低,骨折危险性增加。该病临床表现为一种寂静型疾病,骨量流失在病人毫无知晓中发生,而一旦在轻微撞伤甚至日常活动时发生脆性骨折,往往为时已晚。因此,无症状的骨质疏松更危险。

有很多中年后的女性对骨质疏松的诊断心存疑虑:骨头不痛、没有骨折、腰背笔直,怎么会有骨质疏松呢?原来,绝经后的中老年妇女失去了雌激素对骨骼的保护作用,骨质流失增加,导致骨量丢失或骨质疏松,继而骨骼疼痛、驼背、身高缩短甚至骨折。

没有上述症状不等于没有骨质疏松。不少人没有骨折、骨头不痛等,却被查出患有骨质疏松。事实上,大多数骨质疏松病人自己没有不适感觉,而是在患上其他疾病就诊时,才在医生建议下进行骨密度检查发现的。

无症状的骨质疏松由于得不到及时诊治,成为中老年妇女骨骼健康的隐形杀手。

三、骨质疏松的辅助检查

（一）骨质疏松的实验室检查

化验又叫实验室检查。骨质疏松病人需检查的项目：

1.血钙、磷和碱性磷酸酶 在原发性骨质疏松中，血清钙、磷及碱性磷酸酶水平通常是正常的，骨折后数月碱性磷酸酶水平可增高。

2.血甲状旁腺激素 检查甲状旁腺功能以除外继发性骨质疏松。原发性骨质疏松者血甲状旁腺功能激素水平可正常或升高。

3.骨更新的标记物 骨质疏松病人部分血清学生化指标可以反映骨转换（包括骨形成和骨吸收）状态，这些生化测量指标包括：骨特异的碱性磷酸酶（反映骨形成）、抗酒石酸酸性磷酸酶（反映骨吸收）、骨钙素（反映骨形成）、Ⅰ型原胶原肽（反映骨形成）、尿吡啶啉和脱氧吡啶啉（反映骨吸收）、Ⅰ型胶原的 N-C-末端交联肽（反映骨吸收）。

4.晨尿钙/肌酐比值 正常比值为 0.13 ± 0.01，尿钙排量过多则比值增高，提示有骨吸收率增加可能。

〔小贴士〕

骨质疏松病人白细胞表现异常：

意大利莫利内特医院临床医学研究中心的专家们最近发现，女性骨质疏松病人血液中的白细胞表现异常，转变为破骨细胞，从而导致骨质疏松。这一发现为有效预防和治疗妇女骨质疏松提供了新的方案。研究中还发现,在骨质疏松的病人血液中,细胞因子含量极高。因此,他们认为细胞因子密度过于集中会导致人体骨骼的非正常生长。

(二)骨质疏松的影像学检查和骨密度测量

1. X线摄片诊断法 摄取病变部位的 X线片,是开展较早的一种检测骨密度的方法,也是诊断骨折最好的方法。成本低廉、使用方便是其特点。常用的摄片部位为脊椎骨、骨盆骨、股骨和手部的掌骨。但 X线摄片法对骨密度的诊断敏感性较低,特异性较差。

X线可以发现骨折及其他病变,如骨关节炎、椎间盘疾病及脊椎前移。骨质减少(低骨密度)摄片时可见骨透亮度增加,骨小梁减少及其间隙增宽,横行骨小梁消失,骨结构模糊,但通常需在骨量下降 30% 以上才能观察到。大体上可见椎体双凹变形,椎体前缘塌陷呈楔形变,亦称压缩性骨折,常见于胸椎 11、12 和腰椎 1、2。

2. 双能 X线骨密度(骨量)测量法 骨密度检测是骨折的预测指标,是目前骨质疏松诊断中的一种比较常用和较可靠的方法。测量何部位的骨密度,可以用来评估总体的骨折发生危险度;测量特定部位的骨密度可以预测局部的骨折发生的危险性。

3.骨形态计量学诊断法 通过骨穿刺取得骨组织样本,做成病理切片后,再根据切片进行分析判断。本方法属于损伤性检查方法,多用于骨质疏松的研究方面。分 3 个步骤:

①每天口服 750 毫克四环素共 3 日,以标记骨组织。②3 日后取髂骨做活组织检查。③取下骨块,不脱钙,超薄切片(5～10 微米)后做形态学测量。此法不宜列为常规检查。

4.单光子和双光子骨密度(骨量)测量法 单光子骨密度测量多用于大规模的人群普查和科研病例筛选。双光子骨密度测量法在我国使用的较少。

以 ^{125}I 作为单能光子来源,根据骨组织和软组织吸收光子有所差别,可以测定肢体内骨组织含量。以桡骨为例,正常情况下,桡骨近端干骺端处 95％为皮质骨,5％为松质骨;而远端干骺端则 75％为皮质骨,25％为松质骨。最近还采用了双光子吸收仪,可以区别出骨内脂肪组织和软组织成分之间的差别

5.定量 CT 测量法 又称计算机断层扫描法和周围骨 CT 扫描法。定量 CT 扫描可以区别脂肪软组织和骨组织,而双能定量 CT 扫描还可将骨组织中软组织成分(骨髓)区分出来。

6.体内中子活化分析 以高能量中子将体内的钙从钙-48 激活成钙-49 以 γ-射线计数器测定衰退钙-48,因为体内 99％的钙储存在骨骼内,因此用此法测定骨组织总量是否减少极为准确。

7.超声波检测法 此检测方式快速且无侵入性,是一项无创性较为简单的筛检方法,测量部位为脚踝,常被用于简易的身体检查,一般用于公司或社区体检,但准确性不高。超声波在经过固体、液体、气体时的穿透力皆不同,且传导速度也各异,如果测量的部位刚好有血管或有空洞,就会影响

准确度。此外,测量的部位、角度不同都会有误差,仅适合作为初步筛检。

8.骨密度测定的临床应用

(1)骨密度检查应用:骨密度测定临床应用广泛,主要有3个方面。

①早期诊断骨质疏松和骨折危险度的预测。

②对内分泌及代谢性骨病的骨量测量,从而制定安全的、最佳的治疗方案,防止骨折发生。

③病情随访及疗效评估。

(2)方法:现在大多数骨密度仪具有高度精确、操作简单、无损伤等优点。患者检查前无须特殊准备,测定时无任何痛苦,与行 CT、X 线检查相似。测定结果由计算机进行统计处理。一般来说,骨密度检查是一个部位一个部位进行,并且检查结果也是反映某个部位的骨密度值,全身情况则需进行综合评估。

(3)应用人群:以下人群可考虑做骨密度测定。

①女性 65 岁以上和男性 70 岁以上,无其他骨质疏松危险因素者。

②女性 65 岁以下和男性 70 岁以下,有 1 个以上危险因素者(绝经后、吸烟、过度饮酒或咖啡、体力活动缺乏、饮食中钙和维生素 D 缺乏)。

③有脆性骨折史或脆性骨折家族史者。

④各种原因引起的性激素水平低下者。

⑤X 线显示骨质疏松改变者。

⑥接受骨质疏松治疗需要进行疗效监测者。

⑦有影响骨矿代谢的疾病(肾功能不全、糖尿病、慢性肝病、甲状旁腺功能亢进等)或服用可能影响骨矿代谢的药物(如糖皮质激素、抗癫痫药物、肝素等)者。

⑧孕妇在孕期 3 个月、6 个月各测骨密度 1 次,以便及时补钙。

(4)诊断标准:世界卫生组织(WHO)根据骨密度水平的测量结果(BMD)与健康年轻人数据两者之间的标准差(SD),定出以下 4 项指标。

正常:骨密度在年轻人平均值的 1 SD 内(−1~1 SD)。

低骨密度:骨密度低于年轻人平均值 1~2.5 SD(1~2.5 SD)。

骨质疏松:骨密度低于年轻人平均值 2.5 SD。

严重骨质疏松症:骨密度低于年轻人平均值 2.5 SD,伴有一处或多处骨质疏松性骨折。

〔小贴士〕

Ⅰ.骨密度检查的注意事项

(1)20 岁以下人员建议不检测骨密度。

(2)双腿有骨折或双腿做过关节置换,建议不检测骨密度。

(3)脚跟有皮肤溃烂者建议不检测骨密度。

Ⅱ.引发骨密度下降的因素

(1)性激素提前下降。

(2)晒太阳少。

(3)每天运动不到半小时。

(4)睡眠不足 4 小时。

(5)爱喝碳酸饮料。

(6)爱吃油脂和肥肉。

(7)糖尿病病人。

(8)吃激素类药物过久。

(9)爱吃甜食。

(10)爱喝浓茶。

(11)每天吸烟超过20支以上。

(12)长期慢性腹泻。

四、骨质疏松的诊断

(一)骨质疏松病人的早期信号

由于骨质疏松没有明显的症状,很容易被人们忽视。但是我们要看到骨质疏松病人也有几个比较明显的特征。假如身体发出如下信号,就必须要引起重视,赶快到医院做骨密度筛查。

1.老人易跌倒骨折　由于老年人对疼痛敏感性差,有的已经发生了骨折,但未感到明显疼痛,不及时就诊,容易耽误治疗。因此,老人只要跌倒就要及时就诊。

门诊中有很多这样的病例,都是发生在跌倒引发骨折后就诊,经检查发现患有骨质疏松,具有偶然性。目前,我国60岁以上的骨质疏松病人高达40%~50%,约有25%的患者因骨质疏松发生骨折。骨质疏松所引发的骨折死亡率达20%~25%,致残率高达50%以上,80%的骨质疏松骨折病人终身不能痊愈,而且只要脊柱发生过一次骨折,那么其他椎体再次骨折的发生率比正常人高出 5 倍。

2.身形虾米状、身高短时间内缩短在 3 厘米以上   由于人体脊柱对身体起着支撑作用,骨质疏松会造成脊椎压缩变形、前倾、背屈加剧,易导致椎体变形和身高变矮。这种现象常常被老年人忽视,以为是人到老年的自然现象。但如果人变成虾米状就是骨质疏松症的症状;如果个子比年轻时矮了 3 厘米及以上,比上一年矮了 2 厘米及以上,千万要警惕了,骨质疏松症已经发出椎体压缩的疾病早期信号。若身高降低 3 厘米以上时,更应当考虑到骨质疏松的可能,需要进行骨密度筛查。

3.明显腰背痛或神经症状   骨质疏松的第三个显著信号是以腰背痛为主,并沿着脊柱向两侧扩散,仰卧时疼痛减轻,长时间站立或久坐会使疼痛加剧,并有日间疼痛轻,夜间和清晨醒来疼痛加重的现象。

4.指甲变软   由于骨质疏松病人的骨质会流失,所以会引起指甲变软。

5.体重下降   大约有 7% 体重下降的女性在 5 年内会出现骨质疏松,而骨质的丢失会增加骨折的风险。

6.牙齿松动   随着年龄的增长,骨骼的状态也开始走下坡路,骨密度越来越低,导致牙槽骨不坚固,牙槽骨骨质疏松就很有可能发生。

7.皮肤变薄   当皮肤较之正常皮肤变薄时,也提示着骨质疏松。这是因为身体内的钙质参加全身所有组织器官细胞代谢,同时也具有营养皮肤及治疗皮肤病的作用,缺钙会导致骨质疏松,同时也会伤及皮肤。

8.活动能力减退 发现关节活动发僵,伸展身体时出现不适,感到容易疲劳,双下肢发沉、动作缓慢。

9.夜晚小腿抽筋 缺乏运动、喜喝碳酸饮料也是骨质疏松主要原因。吃不饱、吃不好导致营养摄入不足,骨质疏松也会找上门。小腿抽筋、腰椎颈椎和膝关节经常疼痛都是骨质疏松的信号。

(二)骨密度检测是诊断骨质疏松的"金指标"

对于非高危人群骨密度的测定,一般使用超声方法进行测定筛选,如果提示有骨质疏松的可能再进行双光子骨密度仪测定(DXA),对于更年期女性、60 岁以上的女性及 70 岁以上的男性这类高危人群,一般直接进行 DXA 测定。DXA 测定通常用 T 值来判断人体的骨密度是否正常。

DXA 的特点是定位准确,测量精度高,速度快。其测量结果显示的骨密度与受检者的真实密度之间的差异很小,费用为 200 元左右,现在大部分医院都有这项检查项目。该设备能满足骨科检查中准确诊断的需要。双光子骨密度仪检测对人体来说是安全的,它还具有扫描时间短,操作简单无痛苦等特点。

核医学科的 DXA 作为诊断骨质疏松的金标准,是评估骨折风险及监测治疗后骨密度改变的行业标准设备。

1.骨密度的测量作用

(1)在骨折发生之前,诊断出骨质疏松。

(2)预测将来发生骨质疏松骨折的概率多大。

(3)定量一年内或治疗过程中钙丢失率。

(4)定量治疗后骨量变化。

2.测量部位 包括全身、腰椎(正/侧)位,股骨,前臂骨,脊椎形态学分析。国际骨测量学会(ISCD)推荐测量下列部位:

(1)腰椎正位:适合所有病人。

(2)股骨(左或右侧):适合所有病人。

(3)前臂骨:如果腰椎和髋部无法测量或其他测量结果无法解释时使用。

3.同时测量腰椎和髋部两个部位 腰椎和髋部的骨密度变化不一致,以骨密度降低最严重的部位作为诊断参考。另外,如果仅选择一个部位,当治疗持续一段时间后,可能由于患者该部位出现骨性关节炎或骨折而无法定量评估前后变化。

4.骨质疏松治疗后随访要在同一台机器上进行比较
骨量变化检测对重复性要求高,对检测精度要求严格。ISCD推荐骨质疏松药物治疗后疗效比较,需要在同一台DXA上进行监测。

〔专家提醒〕 完整的骨质疏松诊断要包括临床诊断(脆性骨折史)、骨量诊断、骨转换状态诊断和病因诊断。骨矿测定技术的应用是骨量诊断的重要内容,在众多的骨矿测定技术中,双能 X 线(DXA)骨密度仪是目前临床评估骨量和诊断骨质疏松的主要工具和金标准。

（三）诊断骨质疏松不能只靠测骨量

过去的大量研究认为,骨质疏松是由于骨骼矿物质的不断丢失,导致骨骼的脆性增加并最终发生骨折,这种骨质疏松的发生主要在骨小梁,骨质疏松的诊断只要通过骨量的测量即可判断,其治疗的目的是提高骨量。

但根据目前的各种临床资料及实验研究表明,骨质疏松的发生发展及临床诊治,必须在骨骼的质和量方面进行重新评价,并通过针对性研究提出不同病因、不同部位、不同病变诊治的具体措施,制定骨质疏松的早期诊断防治方案,以达到积极预防,早期诊治的目的。

1.应重视皮质骨病变 很久以来,骨质疏松的病变一直被认为是松质骨的问题,大量的研究和诊治也是针对松质骨病变进行的。的确,原发性骨质疏松的病变以松质骨受累为主要表现,但皮质骨的病变在骨质疏松诊治,尤其是在骨质疏松治疗时不应被忽视,因为皮质骨才是骨折最终是否发生的决定者,尤其是椎体以外的部位。较好的骨质疏松治疗药物对骨骼的皮质骨也有一定的作用,其主要是通过降低皮质骨内膜面的骨转换,增强皮质骨的厚度,进而有效降低不同部位的骨折发生率。

2.不同部位病变不同 由于骨骼本身的构建材料不同,如松质骨和皮质骨,使得不同部位的骨密度亦不相同。研究表明,在不同人群不同部位的骨密度对骨质疏松评估价值也有所不同。65 岁以上的老年人,股骨颈的骨密度在男女骨折的危险性预测中有较高的精度;绝经早期的妇女,特别是

60岁前,髋部骨密度对骨质疏松性骨折的提示能力不如腰椎骨密度敏感;老年妇女中,髋部骨密度应作为骨质疏松性骨折评价的首选检测部位。

3.治疗评估还应细化 骨质疏松尤其在治疗后应重视骨质量的评估。因为单纯骨量的变化并不能完全反映治疗效果,比如虽然骨量的下降可导致骨折,但反过来骨量提高,骨折发生概率却未必明显减少。有时骨质疏松经治疗后骨量仅轻微增加,骨折发生率却可显著下降。说明骨质疏松的发生不仅有骨骼矿物质含量的变化,还有骨质量的改变。骨质量具体来说包括五个方面,除常说的骨量外,还有骨密度、骨结构、骨矿化程度和骨损伤程度。

最终骨折的发生有内外两种因素,外部因素指外力,而内部因素就包括骨骼的质量。对于那些未经治疗的患者,骨量对骨质疏松治疗有较好的指导意义,但经过治疗后再次评估治疗效果时,应更加注重骨质量的综合评估。

在我国,骨质疏松骨质量临床无创评估,目前仅能通过超声来衡量,超声骨骼测定(QUS)无创伤、无辐射,同时能对骨骼的骨量、骨结构及骨质性能进行全面反映。可准确地反映骨骼组织骨量和骨质量的病变,对骨质疏松和骨性关节炎患者骨骼力学性能改变及骨质疏松性骨折危险性均有良好的提示。虽然腰椎双能X线骨密度测定在临床应用广泛,但由于受椎体皮质骨增生及组织钙化的影响,其结果的准确性已受到质疑。因此,对于退行性骨关节病等慢性骨质量病变,目前在我国临床诊断的病情评估、疗效评价,建议双能X线骨密度测定和超声骨骼测定联合应用。

(四)骨质疏松的风险评估

对骨质疏松风险评估的目的是建立在对骨密度检测的基础上的,为了更准确、有效地进行投资,还应检测血、尿中某些标志物以了解骨重建率。每一个人都应该进行危险因素的评估,并避免各种促使骨质丢失的因素。

1.国际骨质疏松基金会提出骨质疏松1分钟危险度测验

(1)曾否因轻微摔跌或碰撞而引起髋部骨折。

(2)曾否因轻微摔跌或碰撞而引起其他部位骨折。

(3)若是女性,是否在45岁以前绝经。

(4)女性除怀孕外,是否停经超过12个月。

(5)男性有无阳痿、性欲减退或其他与睾酮水平降低有关的症状。

(6)有无服用糖皮质激素超过6个月的病史。

(7)身高是否降低超过5厘米。

(8)是否经常饮酒超过允许上限。

(9)有无慢性腹泻病史。

2.结果分析 上述任一问题若得到肯定回答,就有发生骨质疏松的危险,应进行必要的检查,并及时采取有效防治措施。

五、澄清骨质疏松的认识误区

在卫生部发布的《防治骨质疏松知识要点》中明确指出了骨质疏松的9大误区,每个误区都是急需通过健康传播加以澄清的,使骨质疏松能够得到更好的防治,以免延误治疗造成骨折等严重后果,例如,髋部骨折后第一年内由于各种并发症死亡率达到20%～25%。存活者中50%以上会有不同程度的残疾。

骨质疏松是可防可治的,但是目前大众在防治方面存在诸多认识的误区,关键要提高对该疾病的重视,及早预防,密切监测和规范治疗。

误区一:喝骨头汤能防止骨质疏松

这种认识是错误的。实际上骨头汤不能治疗骨质疏松。实验证明,同样一碗牛奶中的钙含量远远高于一碗骨头汤。骨头汤内含有丰富的营养物质,特别是蛋白质和脂肪,对人体健康十分有益,但对老年人而言,骨头汤里溶解了大量骨内的脂肪,经常食用还可能引起其他健康问题。单纯靠喝骨头汤绝对达不到补钙的目的。检测证明,骨头汤里的钙含量微乎其微,更缺少具有促进钙吸收的维生素D。因此,骨质疏松病人切莫被骨头汤补钙的传言所误导。另外,对老年人而言,要注意饮食的多样化,少食油腻,坚持喝牛奶,不宜过多食入蛋白质和咖啡因。

误区二:治疗骨质疏松等于补钙

简单来讲骨质疏松症是骨代谢的异常(人体内破骨细胞影响大于成骨细胞,以及骨吸收的速度超过骨形成速度)造成的。因此,骨质疏松的治疗不是单纯补钙,而是综合治疗,提高骨量、增强骨强度和预防骨折。病人应当到正规医院进行诊断和治疗。骨质疏松病人单靠补钙基本上是无效的,只有遵从医生指导,选择有效的药物及时治疗才是积极有效的治疗方案。无论有无骨折史的骨质疏松病人,接受阿仑膦酸钠制剂(每周1次)治疗18个月后,骨折危险性降低63%。而如果骨质疏松病人不及时发现并治疗,可能会导致瘫痪,甚至死亡。统计数字显示:20%髋骨骨折病人会在一年内因为各种并发症致死,50%会致残。

误区三:骨质疏松是老年人特有的现象,与年轻人无关

常听人说,骨质疏松是老年病,属于退行性疾病,是机体老化的结果,人皆有之,无法防范,对此只能听天由命。的确,骨质疏松的发生与年龄有关,年龄越大,发病率越高,但这并不是说人人"在劫难逃"。一般而言,从年轻时就注重饮食补钙并坚持运动的人,骨质疏松的发病率低,或将最大限度地推迟骨质疏松的发病年龄,病患即便出现,症状也较轻,且发展的速度较慢。

但是骨质疏松并非是老年人的"专利",如果年轻时忽视运动,常常挑食或节食,饮食结构不均衡,导致饮食中钙的摄入少,体瘦,又不拒绝不良嗜好,这样达不到理想的骨骼峰值量和质量,就会使骨质疏松有机会侵犯年轻人,尤其是年轻的女性。因此,骨质疏松的预防要及早开始,在年轻时期获得理想的骨峰值。

医院门诊发现,骨质疏松病人一般具有以下特征:身材矮小,体格瘦弱,皮肤白皙。当然,除此之外并非人人太平无事。目前可以肯定的是,维持一定的体重对预防骨质疏松有好处。那些在短时间里大幅度减肥的人,骨密度会明显下降,由此诱发骨质疏松,当引起重视。

误区四：老年人治疗骨质疏松为时已晚

最近的一项报告显示：80％ 的骨质疏松妇女没有接受治疗。很多老年人认为骨质疏松是正常的生理老化现象，并且无法逆转而放弃治疗，这是十分可惜的。骨质疏松是因为老年后体内激素水平下降，导致破骨细胞活跃，骨吸收加快，骨形成延缓，导致骨量不断丢失所致。合理治疗，包括雌激素、活性维生素 D 的补充及二磷酸盐等药物治疗，可以延缓骨量丢失，预防骨折的发生。可以这么说，只要接受正规的治疗，无论何时均可显效，不仅可以改善腰酸背痛的症状，还可间接减少发生骨折的危险，最大限度地提高生活质量。从治疗的角度而言，治疗越早，效果越好。所以，老年人一旦确诊为骨质疏松，应立即到医院接受相关治疗。

误区五：靠自我感觉发现骨质疏松

有很多中年后的女性对骨质疏松的诊断心存疑虑，以为感觉良好，骨头不痛不痒的，没有骨折、腰背笔直，怎么会有骨质疏松呢？错了，原来绝经后的中老年妇女失去了雌激素对骨骼的保护作用，骨质流失增加，导致骨量丢失或骨质疏松，继而骨骼疼痛、驼背、身高缩短甚至骨折。

发现骨质疏松不能靠自我感觉。没有上述症状不等于没有骨质疏松。事实是，大多数骨质疏松妇女没有不适表现，由于其他疾病就诊时，医生建议做骨密度检查而发现的。得不到及时诊治的骨质疏松，可谓中老年妇女骨骼健康的隐形杀手。

大多数的骨质疏松病人在初期至中期都不出现异常感觉或感觉不明显，当发觉自己腰背痛或骨折时再去诊治已为时过晚。此病的早期诊断依靠骨密度仪及定量 CT 检查。病程 10 年以上,可以通过 X 线摄片检查确认,所以建议老年人或有其他骨质疏松易罹患因素的人,都应该进行一次这些方面的检查。

误区六:骨质疏松是小病,治疗无须小题大做

骨质疏松平时只不过是腰酸腿痛而已,但一旦发生脆性骨折,尤其老年病人的髋部骨折,导致长期卧床,死亡率甚高。

骨质疏松可以致命。有这样一个真实的病例:一位 70 多岁的老年人,平时身体硬朗,一天早上送孙子上学的路上走得急了些,不小心摔了一跤,送到医院被诊断为"骨质疏松髋骨骨折",术后没多久竟然因并发症离世。家人对此非常不理解甚至对医院不满,"老人只不过是骨折,怎么会因此丢了性命呢?"

如今接受手术的病人平均年龄多在 80 岁左右。对于这些"骨头变脆"的老年人,手术本来就已经是一件近乎"不可能完成"的任务。试想,医生要在非常稀松的骨质里打入钢钉,就好像在一盘沙土中打桩,其难度及稳固性可想而知。即使手术做得再成功,术后的长期卧床也会让各种严重并发症纷至沓来,肺栓塞、心肌梗死、脑梗死、下肢静脉血栓、坠积性肺炎、压疮等,会让老人的生命一次次地接受考验。据统计,术后 3 个月内再次发生骨折的风险提高 5 倍,髋骨骨折一年内死亡率高达 20%。

其实类似的病例在骨科时有发生。看似只是一个骨折,但人们却忽视了其背后的"始作俑者"——骨质疏松。据中国健康促进基金会最新发布的《2013 中国骨质疏松骨折防治蓝皮书》显示,骨质疏松骨折是一种脆性骨折,即在受到轻微创伤或日常活动中遭受低能量外伤即可发生的骨折。骨质疏松骨折的常见部位是脊椎、髋骨和前臂远端。我国50岁以上人群约有近1亿人患有骨质疏松,约2.1亿人骨量偏低。北京等地区流行病学调查显示,50岁以上女性脊椎骨折的患病率为15%,相当于每7名50岁以上的女性中就有一位发生过脊椎骨折。

误区七:骨质疏松治疗自己吃药就行了,无须看专科医生

对于已经确诊骨质疏松的病人,应当及早到正规医院,接受专科医生的综合治疗。骨质流失常在无声无息中进行。因此,及早发现自己是否高危,能把预防工作往前提,不妨自查以下三类问题,以帮助判断。

(1)家族史和个人危险因素:父母是否患有骨质疏松或曾在轻微跌倒后骨折;父母是否驼背;自己成年后是否有过轻微跌倒后骨折;40岁后身高是否降低3厘米以上;是否体重过轻,体质指数不正常。

(2)性别相关性危险因素:女性是否在45岁之前闭经;除怀孕、闭经或切除子宫外,是否曾经停经超过12个月;是否50岁前就切除了卵巢且没有服用激素补充剂。男性是否曾经有雄激素过低或性欲减低。

(3)生活方式相关性危险因素:每天的体力活动(如做家务、散步、跑步等)是否少于30分钟;乳制品是否吃得少并且未服钙剂;每天的户外活动,是否少于10分钟并且没有补充维生素D。

如果上述危险因素存在3个以上,就需要到骨科门诊寻求专业医生的帮助。如果通过测试发现自己是骨质疏松高危人群,要在医生的指导下做骨密度(BMD)检查,这是诊断骨质疏松的金标准。因此,中老年人应每年进行1次骨密度检测,及早在医生的指导下进行预防性干预,及时补充钙质(每天1 200毫克)、应用二磷酸盐类等抗骨质疏松药物。生活中注意多晒太阳、多运动、多吃含钙高的食物,少喝咖啡及碳酸饮料等,今后发生脆性骨折的概率会小很多。

误区八:骨质疏松病人静养能防骨折,宜静不宜动

有些已确诊为骨质疏松的病人听人说,这种病容易骨折,因而不敢多活动,更不敢进行体育锻炼,成天不是躺着就是坐着。其实,这种理解是片面的,这种做法也是欠妥的。因为,运动可以强筋骨,改善骨骼的血液循环,增强骨密度,特别是在户外阳光下活动,还可以增强维生素D的合成与吸收,而有助于钙在体内的吸收与利用。所以,运动对防治骨质疏松十分必要。

如果长期卧床和静坐,会加速骨质疏松,导致恶性循环。即使已卧床不起的病人,也应该经常让家人把自己推到户外,见见阳光,经常使肢体进行被动活动和锻炼。如果不注意锻炼身体,出现骨质疏松,肌力也会减退,对骨骼的刺激进一步减少,容易发生"失用性骨质疏松"。这样,不仅会加快骨质疏松的发展,还会影响关节的灵活性,容易跌倒,造成骨折。

预防骨折的关键在于注意防护,防止意外跌倒。老年人的跌倒50%以上是在家中发生的。家居环境改造应遵循无障碍的理念:移走可能影响老人活动的障碍物;将常用的物品放在老年人方便拿取的高度和地方；尽量设置无障碍空间，不使用有轮子的家具；尽量避免地面的高低不平，去除室内的台阶和门槛；在过道、卫生间和厨房等容易跌倒的区域特别安排"局部照明"；在老年人床边应放置伸手就能摸到的台灯。

常练平衡性。坚持参加规律的体育锻炼，以增强肌肉力量、柔韧性、协调性、平衡能力、步态稳定性和灵活性，从而减少跌倒的发生。

鞋要能防滑。挑选鞋子时一定要选鞋底纹路粗糙的，能起到防滑的作用。

用药后慢行。了解药物的副作用且注意用药后的反应，用药后动作宜缓慢，以防跌倒。服用下列药物如安眠药、镇痛药、镇静药、降压药、降糖药、抗感冒药的老年人应注意，出现头晕、嗜睡等症状时一定要静卧。

误区九：骨折手术后，骨骼就正常了

发生骨折，往往意味着骨质疏松已经十分严重。骨折手术只是针对局部病变的治疗方式，而全身骨骼发生骨折的风险并未得到改变。因此，我们不但要积极治疗骨折，还需要客观评价自己的骨骼健康程度，以便及时诊断和治疗骨质疏松症，防止再次发生骨折。

临床研究表明，在50岁以上的人群中，约50%的女性、20%的男性在一生中均会出现不同程度的骨质疏松性骨折，且病人一旦发生第一次骨折，发生再次骨折的危险明显增加。据临床病例调查，骨质疏松病人术后将基本药物与功能康复联合进行治疗，健康状态好的病人发生骨折后的康复效果亦好。康复治疗不仅可以促进骨的生长,还可增加病人的运动协调技能,从而有效地起到防止跌倒的作用,降低再次骨折的发生率。

六、骨质疏松需要早诊治

俗语云,有病早治,无病早防。骨质疏松防得早,发现得早,治疗得早,都会提高病人的治疗效果。

(一)骨质疏松容易被多数人忽视

骨质疏松在中老年人中较为普遍,但是现在已经有逐渐年轻化的趋势,由于其本身没有特殊的临床表现,而且此病在发展中又是个缓慢的渐进过程,因而直到病发,容易被大多数人所忽视。

无论男女,在正常的老化过程中,大约从 35 岁起,骨量就会开始慢慢减少,使得骨骼内布满了空隙,骨骼内部变得单薄起来,呈现中空疏松的现象,骨质疏松的名称就是由此而得来的。简而言之,骨质疏松是骨量减少、骨的显微结构受损、骨骼脆性增加,从而导致骨骼发生骨折危险性升高为特征的一种系统性(全身性)骨骼疾病的现象。

常见的骨质疏松临床表现有腰背痛、身长缩短和驼背、骨折等,腰背痛是骨质疏松发病最早出现的不适症状,是脊柱椎体因骨质疏松而出现微细骨折所致。由于这种骨折细微、局限,故其引起的腰背痛通常出现在由静止状态转而开始活动的时候,如翻身、起床时。随着病情的不断加重,疼痛逐渐呈持续性。

人到老年身长会缩短,这是骨质疏松继腰背痛之后又出现的另一种临床表现,这是由于脊柱椎体不断萎缩、变薄所致。日常生活中,当发现自己的身高在下降时,应想到骨质疏松的发生。而骨折是骨质疏松给人体造成的最严重的危害。它不仅给病人造成直接的、巨大的痛苦,完全限制了病人的活动,而且还进一步加剧骨质疏松病情的发展,导致病人的寿命缩短。骨质疏松骨折最常见的部位有:脊柱、髋部、肩部和腕部。

骨质疏松是一个从量变到质变的过程,骨量与骨折风险之间的关系应从骨质及骨量两方面考虑。临床骨质疏松诊治应强调骨骼质、量和全身与局部的全面评价。骨质量是骨质疏松研究中的新概念,主要指骨骼的结构、矿化、有机基质和损伤情况,骨质及骨量均可影响骨强度,左右骨折发生率。骨结构的变化明显影响骨骼的强度,也是骨质疏松骨折发生的重要因素,骨小梁强度的 80% 由骨密度决定,另 20% 由骨结构决定。

(二)40 岁后 1 或 2 年查一次骨密度

人到中年后,一定要改掉长期吸烟、过量饮酒、少动多坐及低钙饮食等不良生活习惯,有条件的可定期监测骨密度。骨质疏松的发生与年轻时达到的峰值骨量有关,这个峰值出现在 30～40 岁。如果知道峰值骨量,以后每 1～2 年测 1 次,由专科医生对患骨质疏松的危险程度进行评估。

如果已经患上骨质疏松,可通过长期合理的药物治疗,尽量把风险降到最低。防治骨质疏松的最终目的是预防骨折,在骨质疏松的治疗药物中,钙剂和维生素 D 是基础用药,它们可以为骨的形成提供原料,但同时要"节流",因此通常还需要加用一些抑制骨骼破坏和吸收的药物,如二磷酸盐类药物等。

(三)自测罹患骨质疏松的危险性

自己可以做下面的测试:

我的身体健康状态在良好到优秀之间计 0 分

我的身体健康状态不佳,甚至很差计 1 分

我是非裔美籍人 —1 分

我的母亲或者姐妹发生过臀部骨折计 1 分

我现在的体重比我 25 岁时轻计 1 分

我 25 岁时的身高大于 5 步 6 英寸计 1 分

我已经被临床诊断为痴呆计 1 分

我最近在口服糖皮质激素计 1 分

我最近在服用预防或控制癫痫的药物计 1 分

我最近在服用镇静药以助于睡眠计 1 分

我每周运动的次数少于 2 次计 1 分

如果不用手支撑,我无法从椅子上站起计 1 分

我 50 岁以后曾经有过骨折计 1 分

我现在大于 80 岁了计 1 分

我已经绝经了而且不服用雌激素计 1 分

我每天处于直立状态的时间大于 4 小时计 1 分

我安静休息时的心率大于 80 次/分钟计 1 分

现在计算你的总得分：

0～2 分,低危

3～4 分,中危

5 分,高危

如果愿意,你可以咨询医生,让医生帮助你分析问题所在,并且采取措施降低风险。

第四章　骨质疏松的治疗

在一些骨质疏松病人中药物治疗很重要,但除此以外保持健康生活方式、均衡膳食、合理营养、适度运动、经常晒太阳同样重要,而且其作用是药物无法替代的。需要提醒的是,已经诊断为骨质疏松或者严重骨质疏松者,单纯补钙绝对不行,一定要联合用药治疗和综合治疗,治疗方案要因性别、年龄、骨量减少情况、骨质疏松程度及其他疾病状况而异。

一、骨质疏松的治疗原则

1. 补钙与维生素 D　这是抗骨质疏松的基础治疗,是建设高楼大厦的"砖"和"瓦"。有钙不是万能的,没有钙是万万不能的;钙的水平是否足够,不取决于血钙的水平,而取决于24 小时尿钙的水平,正常值是 100～300 毫克。维生素 D 的水平为≥25 纳克/毫升 。如果肝肾功能良好,无须补充活性的维生素 D。

2.中药辅助用药　目前抗骨质疏松药物分为促骨合成药物和抑制骨吸收药物。前者是甲状旁腺素,后者包括二磷酸盐、雌激素等。从目前的情况来讲,同时促进骨合成和抑制骨吸收的药物没有发现。因为骨合成和骨吸收密不可分,促进或者抑制前者,必然对后者有同样的促进或者抑制作用,反之亦然。中医药作为辅助用药的可能性是存在的。

3. 尝试序贯用药 目前,不主张同时使用一种以上的抗骨质疏松药物,如果一种以上的抑制骨吸收的药物同时使用,则因作用机制相同,效果无显著增加而副作用加倍。促骨合成药物和抑制骨吸收药物也不主张同时使用,因为相互干扰,效果打折扣。序贯用药是可以尝试的。

4. 个性化用药 如何选用促骨合成药物和抑制骨吸收药物,应该根据病人的具体情况个性化用药,关键是未来一定时期内的骨折风险。如果骨折风险高,则选用促骨合成药物迅速提高骨量。如果骨折风险不高,根据花费效益最佳化原则,则选用提高骨量较慢的抑制骨吸收的药物。

5. 坚持长期服药 坚持服用药物是抗骨质疏松成功的关键,而且服药率大于80%以上时才有效果。

骨质疏松是慢性疾病,坚持治疗很重要。有研究表明不能坚持治疗不仅会直接影响药物的疗效,更会增加骨折的风险,从而导致治疗成本的增加。然而,患者依从性差更是目前骨质疏松防治中的一个普遍问题。据专家介绍,当前比较创新的治疗骨质疏松药物唑来膦酸可通过每年一次静脉注射方式给药,即可达到全面提升骨密度,降低骨折风险的作用。

6.采用综合措施 日光浴、锻炼、改进环境防跌倒都是抗骨质疏松或者防止骨折的重要因素。

7. 医生提供指导 作为治疗提供人员,应坚持跟进和了解世界骨质疏松治疗的进展,为病人提出合理化的建议。

二、骨质疏松的药物治疗

（一）治疗骨质疏松的药物

有效的药物治疗能阻止和治疗骨质疏松,包括雌激素替代疗法、降钙素、选择性雌激素受体调节药及二磷酸盐。这些药物可以阻止骨吸收,但对骨形成的作用特别小。用于治疗和阻止骨质疏松发展的药物分为两大类,第一类为抑制骨吸收药,包括钙剂、维生素 D 及活性维生素 D、降钙素、二磷酸盐、雌激素及异黄酮;第二类为促进骨生成药,包括氟化物、合成类固醇、甲状旁腺激素及异黄酮。

1.激素替代疗法 激素替代疗法被认为是治疗绝经后妇女骨质疏松的最佳选择,也是最有效的治疗方法。存在的问题是激素替代疗法可能带来其他系统的不良反应。激素替代疗法避免用于患有乳腺疾病的病人,以及不能耐受其不良反应者。

（1）雌二醇:建议绝经后即开始服用,在耐受的情况下终身服用。周期服用,即连用 3 周,停用 1 周。过敏、乳腺癌、血栓性静脉炎及诊断不清的阴道出血禁用。另有炔雌醇和炔诺酮属于孕激素,用来治疗中到重度的与绝经期有关的血管舒缩症状。

（2）雄激素:研究表明,对于性激素严重缺乏所致的骨质疏松男性病人,给予睾酮替代治疗能增加脊柱的骨密度（BMD),但对髋骨似乎无效,因此雄激素可视为一种抗骨吸收药。

(3)睾酮：每2～4周1次，肌内注射，可用于治疗性腺功能减退的 BMD 下降病人。肾功能受损及老年病人慎用睾酮，以免增加前列腺增生的危险；睾酮可以增加亚临床的前列腺癌的生长，故用药需监测前列腺特异抗原(PSA)；还需监测肝功能、血常规及胆固醇；如出现水肿及黄疸应停药。用药期间应保证钙和维生素 D 的供应。另有外用睾酮可供选择。

〔专家提醒〕 目前，医院一般采用激素替代疗法进行女性骨质疏松治疗，然而最新的美国权威的 WHI 研究结果表明，激素替代疗法弊大于利。

雌、孕激素替代疗法不仅会增加子宫内膜癌和乳腺癌风险，而且还增加心血管事件的发生。这一重大发现在全世界引起巨大反响，国内外的许多学术组织发表建议，不推荐雌激素用于预防长期疾病(如骨质疏松)，只将雌激素用于短期更年期症状的改善，而且使用最小有效剂量。

绝经后妇女进行骨质疏松治疗时，既要考虑其发生骨质疏松的主要原因——体内激素变化，也要避免激素替代疗法的不良反应。有关专家建议：每天多食奶制品，三顿饭注意"食补"，适度锻炼，停止吸烟，不做剧烈危险动作等。

2.选择性雌激素受体调节药(SERM) 该类药物在某些器官具有弱的雌激素样作用，而在另一些器官可起雌激素的拮抗作用。SERM 能防止骨质疏松、还能减少心血管疾病、乳腺癌和子宫内膜癌的发生率。这类药物有雷洛昔芬，是雌激素的激动药，能抑制骨吸收、增加脊柱和髋部的骨密度

（BMD），能使椎体骨折的危险性下降40%～50%，但疗效较雌激素差。绝经前妇女禁用。

3.二磷酸盐类 二磷酸盐类是骨骼中与羟基磷灰石相结合的焦磷酸盐的人工合成类似物，能特异性抑制破骨细胞介导的骨吸收并增加骨密度，具体机制仍未完全清楚，考虑与调节破骨细胞的功能及活性有关。禁用于孕妇及计划怀孕的妇女。

二磷酸盐类药物是近20年来发展起来的抗代谢性骨病的一类新药，用于治疗骨质疏松、变形性骨炎、恶性肿瘤骨转移引起的高钙血症和骨痛症等。特别是"以骨量减少和骨结构破坏为特征而导致骨脆性和骨折率增加"的骨质疏松。

〔专家提醒〕 近日有研究指出，使用二磷酸盐类药物治疗骨质疏松，可能会对骨质疏松患者造成伤害，导致颌骨坏死等情况的出现。专家因此怀疑，二磷酸盐类药物可能与颌骨坏死有一定联系。因此，治疗骨质疏松谨慎用药。

二磷酸盐类药物治疗可以限制破骨细胞活动、增强骨质。有报道说，自2001年以来，美国国内有2 400多人在接受"福善美"等二磷酸盐类药物治疗后出现颌骨坏死，其中大部分病人接受治疗的方式为静脉注射。

焦磷酸盐（二磷酸盐类）口服无效，而注射给药又迅速被酶水解失活，后来研究发现，以P-C-P基团取代焦磷酸盐结构中的P-O-P基团就能改变焦磷酸盐的理化性质，增加对水解酶的稳定性，改变其生物学性质及毒理作用，随后合成了一系列二磷酸盐类化合物。二磷酸盐分一、二、三代，现在一般应用三代的唑来磷酸注射液。譬如，依替磷酸钠（一代)、氯膦酸钠、帕米膦酸钠和替鲁膦酸钠等(二代)、阿仑膦酸钠、奈立膦酸钠、奥帕膦酸钠、利塞膦酸钠、伊本膦酸钠等(三代),这类物质均为有机物,所以为了与无机物磷酸盐的区别,就称之为膦酸盐。

雌激素替代疗法可作为骨质疏松的首选药,但有致子宫内膜癌、乳腺癌及血栓症之虑,而二磷酸盐类药物则是雌激素替代疗法的替代药。

因此主张间歇性、周期性给药,每周期开始时连续服用羟乙基膦酸钠 2 周,停用 10 周,每 12 周为 1 个周期。服用羟乙基膦酸钠需同时服用钙剂。

近年来不断有新一代的磷酸盐应用于临床,经证实,它们能减轻骨吸收,降低脊柱、髋骨及腕部骨折发生率达50%,在绝经前使用可以阻止糖皮质激素相关的骨质疏松。

4.降钙素 降钙素为一种肽类激素,可以快速抑制破骨细胞活性,缓慢作用可以减少破骨细胞的数量,具有镇痛、增加活动功能和改善钙平衡的功能,对于骨折的患者具有镇痛的作用,适用于二磷酸盐类和雌激素有禁忌证或不能耐受的患者。国内常用的制剂有降钙素(鲑鱼降钙素)和依降钙素(益钙宁)。降钙素有肠道外给药和鼻内给药 2 种方式,胃肠外给药的作用时间可持续达 20 个月。

5.维生素 D 和钙 维生素 D 及其代谢产物可以促进小肠钙的吸收和骨的矿化,活性维生素 D(如罗盖全、阿法骨化醇)可以促进骨形成,增加骨钙素的生成和碱性磷酸酶的活性。服用活性维生素 D 较单纯服用钙剂更能降低骨质疏松病人椎体和椎体外骨折的发生率。另有维生素 D 和钙的联合制剂可供选择,治疗效果比较可靠。

〔专家提醒〕 专家们呼吁单纯补钙方法不可取。事实上,西方一些学者近年来的研究结果显示,单纯补钙对骨质疏松并无帮助,甚至可能适得其反。美国空军医学中心内科Nolan博士通过一项试验发现,对于老年妇女、糖尿病病人及高血压病人来说,长期单纯补钙会引起便秘,肾功能不良病人还会由于钙的排泄受影响而形成肾结石。我国专家也曾在类似的研究中发现,单纯补钙的病人除肌肉痉挛症状有所改善外,其他临床症状无明显改善,骨量仍继续下降,而且有的病人会出现脊柱新骨折。

6.氟化物 氟化物是骨形成的有效刺激物,可以增加椎体和髋部骨密度,降低椎体骨折发生率。每天小剂量氟即能有效地刺激骨形成且不良反应小。特乐定的有效成分为单氟磷酸谷氨酰胺和葡萄糖酸钙,与进餐时嚼服。本药儿童及发育时期禁用。

对于接受治疗的骨质减少和骨质疏松的病人,建议每1~2年复查骨密度(BMD)1次。如果检测骨的更新指标很高,药物应减量。为长期预防骨量丢失,建议妇女在绝经后即开始进行雌激素替代治疗,至少维持5年,以10~15年为佳。如病人确诊疾病已知会导致骨质疏松,或使用明确会导致骨质疏松的药物,建议同时给予钙、维生素D及二磷酸盐类药物治疗。

〔小贴士〕 骨质疏松常用药物名称

阿仑膦酸钠

唑来膦酸

鲑鱼降钙素注射液

鲑鱼降钙素鼻喷剂

依降钙素注射液

盐酸雷洛昔芬片

结合雌激素

替勃龙片

雷奈酸锶干混悬剂

碳酸钙 D 咀嚼片

枸橼酸钙

乳酸钙

葡萄糖酸钙

阿法骨化醇

骨化三醇

(二)骨质疏松用药注意事项

1.钙剂与维生素 D_3 钙剂与维生素 D_3 是骨质疏松防治的基础药物,应用需强调目的性,切忌滥用。钙的吸收主要在肠道,故钙剂补充以口服效佳。人体对钙剂的主动吸收是有阈值的,当钙浓度达到饱和阈值时,人体将难以吸收更多的钙。补钙的方法十分重要,首先是适量补钙,最好分次进行,临睡前服用更佳。

2.活性维生素 D_3 活性维生素 D_3 治疗骨质疏松的作用包括对骨形成的促进作用和对骨骼肌的增强作用。维生素 D_3 缺乏是骨质疏松发生的重要原因,活性维生素 D_3 的水平不足在骨质疏松发生的因素中比钙不足更重要。在骨质疏松的治疗中,补充适量活性维生素 D_3 比补钙更有效。但活性维生素 D_3 临床应用时应注意其治疗窗的掌握,定期监测血钙或尿钙。

3.激素补充疗法(HRT) 雌激素治疗骨质疏松的作用机制包括:对钙调节激素的影响、对破骨细胞刺激因子的抑制及对骨组织的作用。骨骼是雌激素的靶组织,雌激素可对骨组织产生直接作用。在绝经后骨质疏松治疗中须强调的是:钙剂补充的效果如何将取决于病人体内的雌激素水平高低,只有在病人体内雌激素水平达到一定程度时,补钙才能发挥出对骨骼有益的作用,否则补钙将是徒劳的。

绝经后骨质疏松的临床激素补充治疗,其目的是进行生理性补充,发挥其最大临床效应,保持妇女健康的生理状况。所以 HRT 必须在专业医师指导下,有目的有监测地进行。需要指出的是:针对绝经早期且有明显更年期症状的骨质疏松病人应用 HRT 是十分重要的。HRT 临床应用应强调其适应证及治疗作用,从最小剂量开始使用,强调个体化调控。

4.选择性雌激素受体调节药(SERM) SERM 对骨的作用在于针对雌激素受体发挥类似雌激素样作用;对心血管系统的作用在于改善血脂、减少动脉粥样硬化形成,起到类雌激素的作用;对子宫内膜作用方面,利用某些 SERM 的特点,发挥提高骨密度、保护心血管的类雌激素作用,但不刺激子宫内膜的增殖,还可抑制绝经后子宫内膜的增殖,有抗雌激素作用;对乳腺作用方面,SERM 作用于乳腺组织的雌激素受体,发挥抗雌激素作用,在骨质疏松防治应用中不增加乳腺癌的发生率。SERM 对更年期症状没有明显缓解作用,但在提高骨密度、降低骨质疏松性骨折发生率方面有良好疗效。

5.二磷酸盐类药物 二磷酸盐类药物治疗骨质疏松作用机制表现为:对破骨细胞发挥细胞毒作用,诱导成骨细胞分泌抑制因子,阻断破骨细胞启动的破骨过程,抑制骨吸收,以及强力亲和磷酸钙,阻止骨骼中钙盐"逸出"。

二磷酸盐类药物口服生物利用度仅 1%,故强调空腹单独服用,用药后 1 小时再进食,且服药后患者应保持半小时以上的坐位或立位,这是因为二磷酸盐类药物对食管有较强的刺激作用,对那些已有食管炎或消化性溃疡的患者应避免选用二磷酸盐类药物。新型二磷酸盐类药物在临床上可用于各种原因所致的骨质疏松治疗,大量临床研究表明,新型二磷酸盐类药物不仅能增加骨量,还可降低骨质疏松骨折(脊椎、髋部)的发生率。

6. 降钙素 降钙素作用于骨骼和中枢,对疼痛的缓解作用十分明显。由于它是一种生物制剂,有少数病人可能会在使用药物后出现轻度的皮下血管扩张、恶心等不适,其中多数病人症状可在数小时内自行缓解,有明显药物过敏史的病人应慎用。

7. 氟化物 氟化物对成骨细胞有直接刺激作用,可持续增加中轴骨密度,这种骨密度提高与患者的年龄、病情和病因无关。氟化物是一种细胞毒素,过量会造成软骨成熟障碍。

(三)骨质疏松的临床用药选择

1.绝经后骨质疏松 绝经后骨质疏松病人,尤其是绝经早期伴更年期症状者,激素补充疗法应用十分有效,若年龄超过 55 岁且没有明显的更年期症状,建议选用 SERM 或阿仑膦酸钠,秋冬季应补充活性维生素 D_3。

2.老年性骨质疏松 活性维生素 D_3 代谢物缺乏及维生素 D 抵抗伴代偿性,甲状旁腺激素(PTH)分泌增加是老年性骨质疏松的重要病因,故补充活性维生素 D_3 对老年性骨质疏松的治疗是必需的,但对那些骨量显著下降且有明显骨痛或骨关节炎的老年人,降钙素和二磷酸盐都十分有效。

3.男性骨质疏松 研究发现雄激素仅对睾酮水平低下的男性骨质疏松有效,临床男性骨质疏松的治疗以二磷酸盐、活性维生素 D_3 和降钙素为多。

(四)骨质疏松治疗需联合用药

临床上,有时许多骨质疏松病人的治疗效果都不尽如人意。究其原因,治疗骨质疏松只用一种药"单打独斗",所以疗效有限。要有效抗击骨质疏松,必须强调要联合用药。

1.治疗骨质疏松的四类常规药物

(1)钙剂、维生素 D:老年人骨量的流失主要就是钙的流失,人体对钙的吸收必须要有维生素 D 的协同。所以,钙剂与维生素 D 是骨质疏松防治的基础药物。

市场上补钙产品五花八门,但不同的钙剂在人体的吸收率相差并不大。需要注意的是,补钙的方法十分重要,首先是适量补钙,最好分次进行,临睡前服用更佳。

◇**钙尔奇 D**:为碳酸钙与维生素 D_3 复方制剂。碳酸钙含钙 40%,人体吸收率可达到 40% 左右,且不良反应小、价格低廉是较佳的补钙产品。但因碳酸钙的溶解吸收需要胃酸参与,故不适合于胃酸分泌少的人。

用量用法:钙尔奇 D 每片含钙 600 毫克,维生素 D_3 125 国际单位。成人 1～2 片,每日 1 次;儿童 1/2 片,每日 1 次,口服。

◇**葡萄糖酸钙**:含钙量 9%,口服吸收率 27%左右,对胃肠道刺激性较小,价格也较便宜。但因其含钙量较低,需用大剂量,服用不方便。同时因其含糖分,也不太适于合并糖尿病病人服用。

用法用量:每次 1～4 片,每日 3 次,口服。

◇**维生素 D**:维生素 D 可促进钙的吸收,防止钙流失,引导钙沉积于骨骼。通常情况下,只要人体接受适量的阳光照射,就可以合成足够的维生素 D。但对于南方多阴雨的地区及接受阳光照射较少的老年人,如果服用的钙剂中不含维生素 D,就应该进行额外的补充。

胶囊型用法用量:将软胶囊尖端开口后,滴入口中(可采用将尖端在热水中浸泡 30 秒,使胶皮融化或直接剪开);也可直接嚼服胶丸。成人与儿童每日 1～2 粒。

(2)雌激素补充剂:对于绝经后妇女的骨质疏松,补钙的效果如何,取决于病人体内雌激素水平的高低,只有在病人体内雌激素水平达到一定程度时,补钙才能发挥作用,否则将是徒劳的。

◇**利维爱**:利维爱是目前应用最为广泛的雌激素补充剂之一,可减少绝经后妇女的骨丢失,预防和治疗骨质疏松。但雌激素补充剂可能会增加患乳腺癌、子宫内膜癌的风险,应注意从小剂量开始用药,同时在用药期间做好体检随访。

用法用量:每次 1 片,每日 1 次,老年人不必调整剂量,应用水或其他饮料冲服。最好每天在同一时间服用。

◇**易维特(雷洛昔芬)**:易维特是一种新型的雌激素补充剂,能对未发生骨质疏松的绝经后妇女起到很好的预防作用,而且还可提高骨密度,从而有效地防治绝经后骨质疏松。与老一代的雌激素补充剂相比,易维特不刺激其他组织器官的雌激素受体,也就不会增加子宫内膜癌、乳腺癌等的发病率,使用更加安全。

用法用量:每日 1 片(以盐酸雷洛昔芬计 60 毫克),口服。可以在一天中的任何时候服用且不受进餐的限制。老年人无须调整剂量。由于疾病的自然过程,易维特需要长期使用。通常建议饮食钙摄入量不足的妇女服用钙剂和维生素 D。

(3)降钙素类:密钙息是降钙素类的代表药,它可抑制骨盐的溶解与转移,减轻骨丢失,同时对骨质疏松引起的疼痛缓解作用十分明显。目前该药有鼻喷剂可供选择。

由于密钙息是一种生物制剂,有少数患者可能会在使用药物后出现轻度的皮下血管扩张、恶心等不适,其中多数患者症状可在数小时内自行缓解。

用法用量:骨痛伴骨质疏松,每日或隔日皮下或肌内注射 50～100 单位。骨痛伴骨质溶解,每日 100～200 单位,静脉滴注或肌内、皮下分 1～2 次注射。变形性骨炎,每日或隔日皮下或肌内注射 50～100 单位,疗程至少 3 个月;亦可用鼻喷剂每日 200 单位,分 2～4 次给药。绝经后骨质疏松每日 100 单位,皮下或肌内注射;亦可用鼻喷剂每日 100～200 单位或隔日 200 单位。

(4)二磷酸盐类药物

◇**福善美(阿仑膦酸盐):**福善美是二磷酸盐类的代表药物,它可阻断破骨细胞启动破骨过程,阻止骨骼中钙盐逸出,因而对骨质疏松有治疗作用。该药强调空腹单独服用,用药后 1 小时再进食。同时由于二磷酸盐类药物对食管有较强的刺激作用,患者服药后应保持半小时以上的坐位或立位,已有食管炎或消化性溃疡的患者应避免选用。

用法用量:绝经后妇女骨质疏松的治疗推荐剂量为:每周 1 次,每次 1 片(70 毫克);治疗男性骨质疏松以增加骨量:每周 1 次,每次 1 片。

2.治疗骨质疏松的优良组合 治疗骨质疏松只有进行合理的药物组配才能达到最佳的治疗效果。

(1)钙剂＋维生素 D:是老年性骨质疏松治疗的基本选择,药品价格便宜,易于长期服用。

(2)钙剂＋维生素 D＋二磷酸盐类药物或钙剂＋维生素 D＋降钙素:是骨质疏松治疗的最常用手段,3 种药物联合,可充分发挥各自优势,并避免彼此的不足。有一定经济承受能力的患者可选择这种组合

(3)雌激素＋"1":即雌激素＋维生素 D、雌激素＋二磷酸盐类药物或雌激素＋降钙素,适用于绝经后骨质疏松患者。研究证明,雌激素治疗的同时联合应用维生素 D、二磷酸盐类药物或降钙素,可获得单纯应用雌激素治疗更好的临床疗效,且雌激素有效剂量减小,不良反应发生率下降。

(五)专家谈骨质疏松用药

一直以来,我们对骨质疏松的发病不重视、治疗不规范,严重影响了许多老年人的生活质量。日前,中华医学会骨质疏松和骨矿盐疾病分会制订了《骨质疏松诊治指南》,建立了骨质疏松的诊断和治疗规范。

尽早采取正规治疗,不仅可以改善腰酸背痛的症状、延缓骨量丢失、增加骨密度,还可以间接减少发生骨折的危险。

1.钙剂和维生素 D 是基本用药 骨质疏松的预防和治疗策略,包括了基础措施和药物治疗。在基础措施中,包括加强饮食、注重运动、避免不良生活习惯、防止跌倒等,还有重要的一项就是服用基本补充剂,即钙剂和维生素 D。

(1)适量增加钙摄入,可减缓骨的丢失、改善骨矿化。我国营养学会推荐成年人每日摄入 800 毫克钙,这是获得理想骨峰值、维护骨骼健康的适宜剂量,如果饮食中钙供给不足,可选用钙剂补充。绝经后妇女和老年人,每日钙摄入推荐量为 1 000 毫克,但是我国老年人平均每日从饮食中获取钙仅约 400 毫克,因此还应补充 500～600 毫克,相当于 2 袋牛奶提供的钙量。

(2)维生素 D 缺乏时可导致继发性甲状旁腺功能亢进,增加骨的吸收,从而引起或者加重骨质疏松。适量维生素 D 有利于钙在胃肠道的吸收。而且,维生素 D 还能增加老年人肌肉力量和平衡能力,从而降低跌倒的危险、降低骨折的风险。

(3)成年人每日摄入维生素 D 应大于 200 单位,年轻人因为经常晒太阳，做运动，所以不一定要补充。老年人因缺乏日照、摄入和吸收障碍，常有维生素 D 缺乏，故推荐剂量为每日 400～800 单位。使用期间应定期监测血钙和尿钙，酌情调整剂量。

2.抗骨吸收药物只需用一种　如果患者已有骨质疏松，或者已有骨量减少并伴有骨质疏松的危险因素，或者已经发生过脆性骨折，只补充钙和维生素 D 就显然不够了，应该开始服用抗骨质疏松药物，包括抗骨吸收药物和促进骨形成的药物等。

抗骨吸收药物，主要有 4 类，使用时应根据患者年龄、性别、发病因素、合并症及禁忌证，选择其中一种。

(1)二膦酸盐类：可以有效抑制破骨细胞活性、降低骨转化。研究表明，阿仑膦酸盐可明显提高腰椎和髋部骨密度，显著降低这些部位发生骨折的危险。有极少数病人服用后发生药物反流或食管溃疡，因此为尽快将药物送至胃部，降低对食管的刺激，应在早晨空腹，以 200 毫升清水送服；用药后 30 分钟内不能进食，以免影响药物吸收；30 分钟内不能平卧，以免增加食管不良事件。因此，有食管炎、活动性溃疡，以及长期卧床的患者慎用；肾功能不好者禁用。

(2)降钙素类：可抑制破骨细胞的生物活性、减少破骨细胞的数量，降低骨质疏松患者的椎体骨折发生率。此类药物的另一突出特点是能明显缓解骨痛，对骨质疏松性骨折或骨骼变形所致的慢性疼痛有明显效果，因而更适合有疼痛症状的骨质疏松患者。包括喷鼻剂和注射剂两种，使用时无明显禁忌，偶有过敏现象。

（3）选择性雌激素受体调节剂：只用于女性患者，能有效抑制破骨细胞活性、降低骨转换，是预防和治疗绝经后骨质疏松的有效药物。其特点是选择性地作用于雌激素的靶器官，对乳房和子宫内膜无不良作用，故不增加乳腺癌和子宫内膜癌的危险。少数患者服药期间会出现潮热等更年期症状，并有轻度增加静脉栓塞的危险性，因此潮热症状明显的围绝经期妇女、有静脉栓塞病史，以及有血栓倾向者禁用。

临床研究已充分证明，雌激素能降低骨质疏松患者骨折的发生危险。尤其适用于有围绝经期症状的女性患者。有雌激素依赖性肿瘤的患者、血栓性疾病、不明原因的阴道出血、活动性肝病和结缔组织病患者禁止使用，患有子宫肌瘤、子宫内膜异位症等雌激素依赖性疾病的患者慎用。

3.促骨形成药应小剂量用　促进骨形成的药物主要指甲状旁腺激素，用于严重的老年骨质疏松患者。该药小剂量使用时，有促进骨形成的作用，能有效地增加骨密度、降低骨折发生的风险。大剂量使用时反而会对骨不利。因此，使用剂量不宜过大，治疗时间不宜过长，一般不超过18个月。治疗严重骨质疏松时，可首先使用促进骨形成的药物，以后改用抑制骨吸收的药物。用药期间要注意监测血钙水平，防止高钙血症的发生。但是此类药物目前市场上还比较少。

氟化钠也具有一定的促进骨形成的作用，但同时会增加骨骼的脆度，容易引起骨折。

适当剂量的活性维生素D能促进骨形成、抑制骨吸收，对增加骨密度有益；还能增加老年人的肌肉力量和平衡能力。而普通维生素D需通过肝、肾活化后，才能发挥作用，老年人往往肝、肾功能减弱,因此更适宜选用活性维生素 D。

4.高危年轻人应吃药预防　人们通常以为,骨质疏松是老年人的疾病,殊不知,在年轻时危险就已经潜伏在你周围了。

人骨头的积累,在 25～30 岁会达到最大骨量即骨峰值。因此,可以说,人老以后会不会患骨质疏松,什么时候得,或者骨质疏松的程度,都与儿童、青年时期骨头的生长质量息息相关,要注重这个时期的保健。

(六)治疗骨质疏松三部曲

第一步补钙　钙是骨骼的重要成分,主要来源于食物。如不能从食物中摄入足量的钙,可补充钙质。摄入的钙量略多于需要量并无害。市场上有大量的钙剂出售,如碳酸钙、枸橼酸钙等。钙尔奇 D 每天 1～2 片,能充分补充每日所需钙质,而因其含有维生素 D,可使钙吸收更完全。

第二步补维生素 D　维生素 D 在防治骨质疏松中必不可少。无维生素 D 人体便不能吸收和利用钙,常人每日约需 400 国际单位的维生素 D(相当于 100 毫升牛奶,1 片多维丸或每周 30～60 分钟的日光浴),过量的维生素 D 对人体有害。维生素 D 进入肝脏后,经过一系列羟化酶促反应,生成活性代谢产物参与骨代谢。骨化三醇也称罗钙全,是维生素 D 活性代谢产物之一,不仅能促进肠道钙离子吸收,增加远曲肾小管对尿钙的重吸收,而且活化破骨细胞使骨吸收和活化成骨细胞促进骨形成。

第三步补雌激素　绝经期后,雌激素水平下降,造成骨质丢失,使骨骼开始变脆,雌激素替代疗法能防治骨质疏松,降低骨折发生率;减少绝经期的症状,如面部潮红、阴道分泌物减少、脾气暴躁、失眠和多汗等;降低血中胆固醇水平,从而减少心脏病的发生。雌激素替代疗法可以口服、注射或用皮下埋植法。雌激素替代疗法可引起乳房触痛和体液潴留。一些妇女可再次来月经,但不会怀孕。有人担心雌激素致癌,如在治疗中同时使用孕激素,可以减少癌的危险性。对已有典型骨质疏松者,选用降钙素类、二磷酸盐类、氟化钠等能迅速减轻疼痛,缓解病情,但需在医师指导下使用。对已发生骨折的病人,加强外科治疗,防止并发症。

(七)骨质疏松治疗用药男女有别

1.治疗女性骨质疏松病人的药物

(1)雌激素:是防治女性绝经后骨质疏松的首选药物。若此时的女性患者没有子宫、乳房没有病变,可通过补充雌激素来增强骨密度。但有静脉栓塞病史及有血栓倾向者如长期卧床和久坐期间禁用。

(2)大豆异黄酮:是一种弱雌激素。它不仅对治疗女性更年期症状、推迟和消除围绝经期不适作用非常明显,而且还具有很好的辅助补钙作用。由于中老年女性雌激素的减少,缺钙已成为普遍现象,所以,女性患者可在补充大豆异黄酮的同时进行补钙。

2.治疗男性骨质疏松病人的药物

(1)降钙素类:若骨质疏松伴有疼痛的男性病人,选用它不但可以抑制破骨细胞,减缓骨质流失,还有中枢镇痛作用,可帮助您缓解疼痛。

（2）二磷酸盐类：对于骨质疏松的男性病人来说，可谓是首选药物。若长期坚持使用，可增加骨密度，预防骨折。

（八）骨质疏松病人必须正确服药

发生骨质疏松需补充钙和维生素 D，多是服药治疗。骨质疏松的病人必须正确服药。

二磷酸盐类有助于抑制骨质流失，提高骨密度。这类药物目前是治疗骨质疏松的"主力军"之一，但人体在吸收药物时有局限性，因此服用时一定要注意：

1.服药避开饭点　二磷酸盐类对食管、胃肠道黏膜有刺激性，进食后胃酸分泌活跃，损伤食管会出现胃灼热、恶心等症状。因此，服用二磷酸盐类要避开饭点，而且服药半小时内不要喝果汁、牛奶、咖啡等。另外，这类药物吸收率很低，如果每天只服药 1 次，最佳方法是清晨饭前半小时，用大量温水（不少于 200 毫升）送服。

2. 服药后不能平卧　服药后平卧会加重对食管的伤害，因此服药后 30 分钟内保持站立或坐姿。

3.定期查骨密度　国外有研究显示，服二磷酸盐类 4 年以上，可能增加骨折风险。

知道了骨质疏松的患者如何正确服药，因此，长期服药的病人半年或一年做一次骨密度检测。

（九）骨质疏松药物治疗新进展

近年来骨质疏松药物治疗有了一些新的进展。

1.钙剂和维生素 D 制剂　钙剂和维生素 D 制剂是基本

传统的治疗骨质疏松药物,现在一般主张这两种药联合应用,可在体内起到相辅相成的效果。但维生素D有蓄积作用,长期服用可能中毒,引发高钙血症和高钙尿症,应注意监测。

2.雌激素 传统的雌激素替代疗法(ERT)和激素替代疗法对防治骨质疏松的效果是肯定的,特别是对60岁以内的绝经后女性骨质疏松病人。但长期服用也可增加心脑血管疾病及某些癌症的发病率,故近年来人们积极寻找它的替代品。

3. 植物雌激素和选择性的雌激素受体调节药 植物雌激素(异黄酮、木酚素、库玛斯坦)和选择性的雌激素受体调节药(他莫昔芬、雷洛昔芬)是近年来发现的两种新型雌激素替代药,与传统的雌激素相比,新型药保留了骨质疏松治疗作用,同时去除了增加心脑血管病及某些癌症发生的不良反应。

4.降钙素类和磷酸盐类 降钙索为强有力的骨吸收拮抗药,目前市面上应用的有鲑鱼降钙素和鳗鱼降钙素的注射剂、鼻喷剂,对骨质疏松的骨痛有很好的止痛效果,但存在长期效果不能巩固的问题。

磷酸盐类是一类新发现的能抑制骨吸收的人工化合物,该类药物对骨代谢的近、中期效果已经明确,但远期对骨折发生率的影响尚不确定。

5.甲状旁腺素和氟化物 研究表明,甲状旁腺素对骨代谢具有双向调节作用。持续性的甲状旁腺素刺激可引起骨吸收作用增强,而如果间歇性给药使甲状旁腺素浓度隔一定时间达到一次峰值,则可使骨形成增加。已有大量动物研究表明,间歇性给药有促进成骨作用,但临床应用效果还有待于循证医学的证明。

氟化物为骨形成的有效刺激剂,可显著增加骨密度,在一定条件下能使骨质疏松病人的骨密度恢复到正常水平,然而对氟化物治疗效果和危险性历来存在争议,虽然它用于治疗骨质疏松已有 30 多年的历史,但至今仍不是一线用药。

6.他汀类药物 辛伐他汀为主的他汀类药物原为降胆固醇药物。研究显示,他汀类药物对原发性和继发性骨质疏松病人的骨密度均有提高效果,并可明显降低骨折的危险。但由于目前尚缺乏大规模的前瞻性研究,因此对其疗效还不能做出肯定的结论。

相信随着科学的发展,将会相继研究出多种治疗骨质疏松的药物。

(十)骨质疏松要"对症施治"

由骨质疏松后期所导致的骨骼病理改变尚无法从根本上治愈,因此骨质疏松治疗的早期,要根据不同情况选择合适药物尤为重要。

由于受到广告误导,不少人以为补钙就是治疗骨质疏松。其实钙剂与维生素 D_3 是骨质疏松防治基础药物,人体对钙剂主动吸收是有阈值的,当钙浓度达到饱和阈值时人体将难以吸收更多钙。因此补钙方法十分重要,首先是最好适量分次进行,临睡前服用更佳。

对绝经后骨质疏松病人,尤其是绝经早期伴围绝经症状者,雌激素补充疗法十分有效,若年龄超过 55 岁且没有明显围绝经症状,则建议选用阿仑膦酸钠并补充活维生素 D_3。因补充雌激素有一定风险,雌激素依赖肿瘤(乳腺癌、子宫内膜癌)、血栓疾病、不明原因阴道出血及活动肝病和结缔组织病为绝对禁忌证。子宫肌瘤、子宫内膜异位症、有乳腺癌家族史、胆囊疾病和垂体泌乳素瘤者慎用。有子宫者应用雌激素时应配合适当剂量孕激素制剂,以对抗雌激素对子宫内膜刺激。已行子宫切除妇女应只用雌激素不加孕激素。激素治疗方案、剂量、制剂选择及治疗期限等,应根据病人情况个体化应用最小有效剂量,坚持定期随访和安全监测(尤其是乳腺和子宫)。

对老年骨质疏松病人,活性维生素 D_3 代谢物缺乏及维生素 D 抵抗伴代偿性甲状旁腺激素分泌增加,是老年骨质疏松重要病因,故补充活性维生素 D_3 是必需的。如果骨量下降明显并伴有骨痛或骨关节炎者,降钙素类和二磷酸盐类也十分有效。

如果是由其他疾病引起继发骨质疏松,首先应治疗原发病。同时应用活性维生素 D_3、二磷酸盐类或降钙素类也很重要。

(十一)骨质疏松治疗要"开源节流"

如果真的患了骨质疏松,也不用过于紧张。通过长期合理的药物治疗,可以尽量把风险降到最低。在骨质疏松的治疗药物中,钙剂和维生素 D 是基础用药,它们可以为骨的形成提供原料。但骨质疏松发生后光靠"开源"是不够的,还要"节流",因此通常还需要加用二磷酸盐类药物,来抑制骨骼的破坏和吸收。

此外,由于骨质疏松的治疗是一个长期的过程,因此近年来,医学专家们也希望用更简单的方法让病人得到更好的疗效。二磷酸盐类药物具有良好的增加骨密度和降低骨折的作用,是美国 FDA 第一个推荐应用于男性骨质疏松的药物,目前又有了新一类的静脉用二磷酸盐类药物诞生,如最近临床上开始应用一种名为唑来膦酸钠(密固达)的新药来治疗骨质疏松,该药可以抑制过度活跃的破骨细胞功能,控制病人骨量丢失。与传统药物相比,该药抑制骨吸收的作用更强,因此只需要很小的剂量,即可理想地降低骨折的风险,一年只需给药 1 次。此外,唑来膦酸钠采取静脉滴注的给药方式,对胃肠道没有刺激,具有良好的安全性。

(十二)围绝经妇女的雌激素替代治疗

雌激素替代治疗(HRT)是针对与绝经相关健康问题的必要医疗措施,不仅是治疗绝经相关症状(俗称更年期综合征)的首选手段,而且是防治绝经后骨质疏松的有效方法。是否需要应用 HRT,应咨询专科医师,在综合考虑治疗目的和风险的前提下,权衡利弊,采用最低有效剂量和最短疗程使用。

当前研究表明,HRT 短于 4 年相对安全,肿瘤或血栓的风险较低;应用超过 4 年,相关风险可能增加。使用时,至少每年进行一次个体化的风险/受益评估后,以决定是否继续长期应用;对于自然绝经的妇女,在使用雌激素时,应同时使用适量孕激素以保护子宫内膜;若子宫切除的妇女,则不宜加用孕激素。

若病人存在下列情形,应禁止使用 HRT:已知或怀疑怀孕;阴道出血原因不明,或子宫内膜增生;已知或怀疑患有乳腺癌;已知或怀疑患有性激素相关的恶性肿瘤;6 个月内患有活动性静脉或动脉血栓栓塞性疾病;严重肝肾功能障碍;血卟啉症、耳硬化症、系统性红斑狼疮;与孕激素相关的脑膜瘤。

若病人存在下列情形,应谨慎使用:子宫肌瘤;子宫内膜异位症;尚未控制的糖尿病及严重高血压;血栓栓塞史或血栓形成倾向;胆囊疾病、癫痫、偏头痛、哮喘、高泌乳素血症;乳腺良性疾病;乳腺癌家族史。

使用 HRT 前应进行必要的评估,特别是乳腺和子宫内膜厚度应列为常规检查项目;仔细权衡利弊,若无适应证或存在禁忌证,则不使用 HRT;有适应证,若同时合并其他疾病,在排除禁忌证,控制其他疾病的同时可应用 HRT;若有适应证,又无禁忌证,建议使用 HRT。

在使用过程中,应进行必要的监测,以判断治疗是否达到目的,个体风险/受益是否发生改变,评估是否需要继续进行 HRT 或调整方案;应根据病人具体情况确定监测指标与监测频度。

〔小贴士〕

骨质疏松防治须五宜五忌

(1)宜早期预防,忌掉以轻心:研究证明,无论男女,如果骨骼健康发育,骨骼最强健的时期在 20～40 岁。一旦过了 40 岁,骨质流失的速度就超过形成速度,骨量开始下降,骨质逐渐变脆,随着年龄的增长,患骨质疏松或发生骨质疏松性骨折的可能性也增大。50岁以上的女性中,有半数或早或晚会发生一次与骨质疏松有关的骨折。此外,骨质疏松并非是老年人的"专利",如果年轻时忽视运动,常常挑食或节食,饮食结构不均衡,导致钙的摄入少、体瘦,就可能达不到理想的骨骼峰值量和质量,会使骨质疏松有机会侵犯年轻人,尤其是年轻女性。因此,骨质疏松的预防要尽早开始,要想老来骨头硬朗,就得在35岁之前打好基础。只有年轻时补充足量的钙,提高身体骨量的峰值,进入中老年时才能延缓骨质疏松的发生。

(2)宜天然进补,忌依赖保健品:"补品"还是天然的好。对于中老年人来说,宜摄入天然的富含钙、磷、铁、锌等矿物质和维生素D的食物,不宜偏食或过分依赖保健品。每天坚持喝两杯牛奶,牛奶补钙效果最好,它不仅富含钙,还有丰富的钾、镁离子,以及可促进钙吸收的维生素D、乳糖和必需氨基酸等。建议多吃豆制品、大米、花生、鱼类、虾蟹、鸡蛋、红肉、油菜、胡萝卜、青椒、西红柿、西蓝花、黄瓜、西芹、苹果、香蕉、猕猴桃、橘子等。需要提醒的是,大量喝骨头汤不会补钙,反而易致钙流失。骨头汤不仅含钙不多,且不利于人体吸收,骨头汤里还含有大量脂肪,长期食用还容易诱发高血脂、高尿酸血症、肥胖。

此外,要少吃咸菜和腌制品,每天盐的摄入量不要超过5克。还应戒除烟酒嗜好,因为酒精引起的器官损害可抑制钙与维生素D,酒精还有抗成骨细胞的作用,而吸烟则会加速骨质的吸收。

(3)适度补钙,忌过度补钙:许多老人认为,钙补得越多,吸收得也越多，其实不然。通常，年龄在 60 岁以上的老年人，每天需要摄入 800 毫克的钙，过量补钙并不能变成骨骼，反而会引起并发症，危害健康。钙经胃肠吸收，进入血液，形成血钙（即血液中的钙），再通过骨代谢，使血钙进行钙盐沉积，形成骨骼。血液中钙的含量必须保持在一定水平，若血钙含量过高可导致高钙血症，并会引起肾结石、血管钙化等并发症。

（4）宜户外运动，忌剧烈运动：有意识地增加户外活动，是防止骨量丢失的一个重要环节。通过运动，调节骨的生长，特别是可预防因不活动引起的骨流失，并改善肌肉的灵活性，从而减少跌倒的概率。同时，还能有效改善骨骼的血液供应，增加骨密度。建议人们选择适合自身健康状况的户外运动，如散步、打太极拳、打门球、跳舞等。最好在户外，可以多晒太阳，以增加体内的维生素 D 含量，帮助钙的吸收，强化骨质。需要注意的是，骨质疏松患者骨质比较脆弱，运动时要格外小心，不宜进行超负荷的剧烈运动。最应该避免的运动是跳高、快跑等高强度运动。另外，不要做向前弯腰、扭腰、仰卧起坐等动作，否则会增加脊柱的压力。平时要保持正确的坐姿和走路姿态，不宜弯腰、弓背，不要经常采取跪坐的姿势，以免加重骨骼负担。

（5）宜定期检测骨密度，忌滥用激素类药物：骨密度全称是骨骼矿物质密度，是骨骼强度的一个重要指标。中老年人在做骨密度检查时，若骨量减少 9% 以下为骨量正常，骨量减少 9%～19% 为骨量减少，骨量减少 29%～39% 则为骨质疏松、骨折危象。定期进行骨密度检查可以尽早发现骨质疏松,便于防治。建议绝经期前后的妇女及老年人每年做一次骨密度检查。骨密度降低并出现腰背及关节痛时,要及时采取抑制骨流失、促进骨生成的药物治疗。

长期使用某些药物,如糖皮质激素类药物,可增强破骨细胞的活性,进而加速骨流失。因此要注意不能滥用药,因骨质疏松引起的疼痛最好不要用镇痛药,特殊情况下用来应急可以,但不宜长期服用。

三、骨质疏松的物理疗法

物理治疗主要应用电疗、水疗、磁疗、温热疗法等进行对症治疗,可以减轻疼痛、解除肌痉挛、缓解其症状。

1.日光疗法 光照可以使皮肤维生素 D 合成增加,促进骨钙沉着。因而提倡户外活动,接受阳光照射。有一点需要注意的是,紫外线不能透过玻璃,因而隔着玻璃晒太阳,对增加体内维生素 D 是没有用处的。

2.高频电疗 如短波、超短波、微波及分米波等治疗仪治疗,具有止痛、改善循环的作用。

3.脉冲电磁场刺激疗法 脉冲电磁场刺激,可以促进成骨细胞中钙离子的内流,使成骨作用显著增强,从而改善骨代谢功能;同时加速骨组织的生长,提高骨矿含量和骨密度,可以加速骨折的愈合。

四、骨质疏松的中医治疗

（一）骨质疏松的中医治疗法则

1.宜早不宜迟　骨量的丢失年龄段女性为 35 岁,男性为 40 岁,骨质疏松的防治越早越好。中年以后应每年检查一次骨密度,以了解自己的骨峰值,防患于未然。

2.宜动不宜静　长期循序渐进的运动,不仅可减缓骨量的丢失,还可明显提高骨盐含量。运动还能促进骨细胞的活性。

3.宜健脾不宜损脾　在骨组织的代谢过程中需要适量的钙、磷及维生素 D。某些胃肠道疾病引起消化吸收不良时,则影响钙及维生素 D 的吸收,造成骨质疏松。

4.宜补肾不宜伐肾　补肾方药能抑制骨细胞的骨吸收活动,同时还能增加生成骨细胞,促进骨形成。补肾方药在一定程度上还能稳定和提高人的性激素水平。

5.宜养血活血不宜破血耗血　老年骨质疏松突出的症状是腰背疼痛,或伴四肢放射痛、带状痛,肢体麻木、无力,或伴肌肉疼痛等。

〔小贴士〕

中药葛根可以治疗骨质疏松

国内一项研究证实,葛根异黄酮能有效治疗骨质疏松。传统中医对骨质疏松治疗以补肾为主要原则,临床上多用补肾壮阳药。葛根是传统辛凉解表药,主治头痛项强、烦热消渴等,用葛根治疗骨质疏松尚无文献记载。根据国外报道,某些异黄酮对不同雌激素受体亚型具有选择性结合作用的研究,首先从理论上推测葛根异黄酮对原发性骨质疏松具有防治作用,并在实验中从骨骼密度、元素含量、力学性能和组织结构等层次证明葛根异黄酮对骨代谢有调节作用。此外,通过对葛根异黄酮和葛根素促进大鼠成骨细胞增殖和分化研究,从细胞水平揭示了葛根异黄酮抗骨质疏松的作用机制。该成果对充分利用葛根中所含的高异黄酮进行抗骨质疏松药物开发有重要意义。

(二)骨质疏松的中医辨证论治

中医学认为,肾主骨、生髓藏精,为先天之本,肾精的盛衰对骨骼的生长代谢有密切关系。肾精足则骨髓之生化有源,骨髓充,骨骼得到髓的充分滋养则骨骼坚。肾精亏,骨髓生化不足,髓腔空虚而不能营养骨骼,导致骨骼发育不良,脆弱无力,变生畸形。元气不足,卫外功能减退,外邪易乘虚深入,阻滞缓脉气血,引起肌肉、关节疼痛。骨质疏松与肝、肾、脾等多个脏腑相关联,但以肾虚为主。肾虚精髓不充,骨失所养为其主要病机。

1.肾精不足型

治法:滋补肝肾,强筋壮骨。

方药:左归丸合虎潜丸加减。方中熟地黄、龟板、山萸肉、菟丝子、白芍滋阴养虚,补肝肾之阴;锁阳、鹿角胶温阳益精,养筋润燥;枸杞子益精明目;黄柏、知母泻火清热;虎骨(虎骨现已不用,可用牛骨代替)、牛膝强腰膝,健筋骨;山药、陈皮、干姜温中健脾。

随症加减：关节痛或发热者,加鳖甲、地龙、秦艽、桑枝；骨蒸潮热者,以生地黄代熟地黄,加青蒿、银柴胡、胡黄连；筋脉拘急者,加木瓜、汉防己、络石藤、生甘草；小儿虚烦易惊多汗抽搐者,加牡蛎、龙骨、钩藤；若出现肌肉关节刺痛、拒按或有硬结,皮肤瘀斑、干燥无泽,面黄唇暗,舌质淡紫或有瘀点,脉弦涩等血瘀的表现,可选用血府逐瘀汤合复元活血汤加减治疗,以养血活血,活络软坚。

2.脾肾气虚型

治法：补益脾肾。

方药：右归丸合理中丸加减。方中制附子、肉桂温补命门之火,以强壮肾气；熟地黄、枸杞子、山萸肉、杜仲、菟丝子养血补肾生精；党参、山药、白术、炙甘草健脾益气；干姜温振脾阳；当归养血和营；鹿角胶为血肉有情之品温养督脉。

随症加减：腹痛拘急者,加乌头、细辛、全蝎、蜈蚣；水肿关节肿胀者,加茯苓、泽泻、薏苡仁；身倦乏力者,加黄芪；肌肉萎缩者,加灵芝、何首乌、鸡血藤、阿胶。对骨质疏松合并畸形或骨折的患者采用夹板或支架固定制动,并鼓励患者早期进行适当的功能锻炼。

3.骨质疏松的中成药治疗

(1)肾阳虚衰型：临床表现有腰膝酸软且痛,畏寒肢冷,尤以下肢为甚,伴精神萎靡,面色黧黑,小便清长,夜尿频多,或大便久泄不止,五更泄泻。治疗当温补肾阳,可服用中成药金匮肾气丸。

(2)肝肾阴虚型：腰背酸痛,疲乏少力,伴失眠多梦,咽干口燥,五心烦热,盗汗耳鸣。治疗当滋补肝肾,可服用六味地黄丸。

(3)气滞血瘀型:腰酸背痛,活动受限,或四肢关节变形,伴性情急躁,胁肋胀闷,走窜疼痛。治疗当活血行气、通络止痛,可服用血府逐瘀胶囊。

(4)气血两虚型:腰背酸软且痛,四肢乏力,关节酸痛,伴心悸失眠,乏力自汗,面色㿠白。治当健脾益气补血,可服用人参归脾丸。

〔延伸阅读〕

补肾健脾活血法防治骨质疏松

在中医理论启发和长期临床实践的基础上,西京医院的科研人员运用传统方药进行改良,研制成主要由淫羊藿、仙茅、知母、黄柏、巴戟天、川芎、当归、制川乌、制草乌、炙甘草等中草药组成的骨松康胶囊。方中淫羊藿辛甘温,归肝肾经,可补肾壮阳、通络止痛;黄柏苦寒亦归肾经,可坚阴治疗骨蒸潮热,二药合用,阴阳双补,相辅相成,以治根本,共为君药;仙茅、巴戟天均为温性归肾经,以助淫羊藿补肾壮阳;知母苦寒坚阴,可助黄柏坚阴降虚热,三药在方中为臣药;川乌、草乌通络止痛、温经散寒;当归、川芎养血活血、化瘀止痛,四者合用,止痛以急治其标,故为佐药;炙甘草既可健脾以补肾,又能缓解二乌之毒性,为使药。纵观全方,诸药合用,阴阳双补,标本同治,温而不燥,使用后不仅可较快地缓解疼痛,而且能逐渐改善骨质疏松的其他症状,提高机体抗病能力。

4.治疗骨质疏松的方剂

(1)骨松灵汤:杜仲、补骨脂各 20 克,枸杞子、地黄各 15 克,女贞子、菟丝子、茯苓、当归、龟板、续断、鹿角胶(另冲)各 10 克,黄芪、川芎、牛膝各 6 克,大枣 6 枚。每日 1 剂,煎汤口服。连服 10 个月。主治骨质疏松。

(2)防风狗脊汤:防风、威灵仙、川乌、草乌、透骨草、续断、狗脊各 100 克,红花 60 克,川椒 60 克,共研细末,每次用 50～100 毫升醋调后装纱布袋敷于皮肤上,并在药袋上加敷热水袋,每次 30 分钟,每日 1～2 次,平均疗程 30 日,用于骨质疏松疼痛者。

五、骨质疏松的针灸治疗

中医学认为,原发性骨质疏松发生的根本原因是肾虚精亏,部分患者又有后天失养,症状表现在肢体、筋骨,但其病变部位却在肝肾脾胃。本病的病性总体上属本虚标实,肝肾不足、脾胃亏虚为其本,外邪乘虚而入,痹阻经络。久留不去,痰瘀互结深伏,损伤筋骨,是其标。

针灸具有调和阴阳,补虚泻实,扶正祛邪的功能,能够调整和改善脏腑功能。现代研究表明,针灸能有效地作用于内分泌系统,纠正激素的紊乱状态,平衡钙磷代谢,而从根本上改善骨质疏松的程度。

1.针灸治疗的一般原则

(1)遵循三个层次的原则:骨质疏松病因众多,病机及临床表现复杂,临床首先应辨证论治,确定病变所涉及脏腑经络,病位之深浅,病性之寒热虚实,进而确定治则、腧穴及补泻手法。其次应辨证与辨病相结合,骨质疏松的类型很多,有原发的、有继发的,故在辨证论治的前提下要结合现代医学对本病的认识,有针对性地选用穴位。第三是对症选穴,针对骨质疏松常见的腰背痛、骨痛等症状选用适当的穴位。

(2)根本点着眼于补肾:骨质疏松多责之于肾虚。现代医学研究亦说明肾虚证的本质表现为垂体和靶腺功能的退变,而下丘脑-垂体-性腺轴功能低下的诸多表现与骨矿含量减少的病理是一致的。肾虚是骨质疏松最根本的因素,故治疗本病应从补肾着眼。

(3)无症治本,有症标本兼治:临床上有些病人无临床症状,而仅表现为骨矿含量和骨密度的降低;另外一些患者有腰背痛、驼背、骨折等临床表现。对于前者当从"补肾"论治,以治其本;而后者则应在补肾的基础上进一步辨证论治,标本兼治。

(4)多取背部俞穴、原穴:背部俞穴是脏腑经气输注于背腰的穴位,原穴是元气留止的部位,两者多用以治疗五脏之疾,取背俞穴及原穴能调整五脏功能,通达三焦元气。治疗本症常取肾、脾两脏的背俞穴肾俞、脾俞及原穴太溪、太白。

(5)取八会穴:肾精不足则无以生髓,则病髓枯;髓枯无以养骨,则病骨痿;骨痿则筋不能任用,则病筋软。故治疗本病可取髓会绝骨穴,骨会大杼穴及筋会阳陵泉穴。

(6)疗程:骨的代谢周期较长,一般而言,整个骨的重建过程持续 3～4 个月,且该时只有 70% 的骨基质矿化,完全矿化还须 4 个月左右的时间。故整个针灸疗程至少需要半年以上的时间。为防止穴位疲劳,可在治疗期间适当休息几次或采用两组穴位交替治疗。

2.针灸治疗的辨证论治

(1)肾虚证:为骨质疏松的基本证型,凡有骨量减少都可辨为此证。临床辨证有偏阴虚、偏阳虚、阴阳俱虚或肾精不足之分,但总以补肾为要。治宜补肾益精、壮骨填髓,选用补肾基本方,取足太阳、足少阴、任脉为主,采用补法或加灸。肾俞、太溪穴补肾;关元、神阙穴补养真元,大杼、绝骨、阳陵泉穴以壮骨填髓舒筋;肾阳虚者,加灸命门穴。

(2)脾肾阳虚证:在肾虚证的基础上兼见脾阳虚的症状,治宜健脾补肾。在基本方的基础上加脾俞、太白、足三里穴以补益后天,调养脾胃。针用补法或加灸。

(3)肝肾阴虚证:在肾虚证的基础上兼见肝阴虚的症状,治宜滋水涵木。基本方加肝俞、太冲穴用补法,不灸。

(4)瘀血阻络证:症见腰背、颈项疼痛及髋、膝、踝的关节疼痛,痛处固定,舌质紫暗或见瘀点瘀斑,脉细涩。治宜活血化瘀,方用基本方加血海、三阴交穴。

(5)寒湿痹阻证:症见腰背痛或全身骨痛,遇寒加重,身重困倦,或关节屈伸不利,舌苔白滑,脉滑。治宜温化寒湿,基本方加阴陵泉穴,重灸关元穴。

3.针灸治疗的辨病施治

(1)绝经后骨质疏松:主要由于绝经后体内雌激素含量的急剧下降引起。加灸神阙、足三里穴。已有研究表明,艾条温灸神阙、足三里穴能够显著提高老年人体内雌激素的含量。

(2)老年性骨质疏松:主要因增龄引起,除骨质疏松外全身功能衰退征象比较明显。加用温针灸命门、足三里穴以温补肾阳,提高免疫力。

(3)甲亢性骨质疏松:主要由于甲状腺激素分泌增多引起骨矿代谢异常,骨转换加快。可用基本方加水突、天柱、内关、间使等穴,以降低血清中甲状腺激素的含量,调整异常的免疫功能。

(4)消化性骨质疏松:维生素 D 和钙的吸收不良是主要原因。宜加中脘、内关、足三里穴健脾养胃,改善胃肠道的吸收功能。

(5)对症取穴:颈项痛者,取大椎、颈夹脊;背痛者,取至阳、筋缩、胸夹脊;腰痛者,取肾俞、大肠俞、腰夹脊;腓肠肌痉挛者,取委中、承山;膝痛者,取双侧膝眼;骨折,取曲池、血海、三阴交及骨折附近穴位;胸闷者,取内关、膻中。

4.其他治疗

(1)体针:肾阴虚者,取肾俞、照海、三阴交穴;肾阳虚者,取中脘、气海、命门穴,气血瘀滞者,取气海、足三里、三阴交穴,属于虚证针刺手法以补为主,每日或隔日 1 次,每次施治留针 15～20 分钟,10 次为 1 个疗程。

(2)拔火罐:一般在身柱、命门、阳关、肝俞、肾俞、脾俞穴处拔火罐。

(3)耳针:取神门、交感、肝俞、肾俞、卵巢、肾上腺、内分泌等穴。

(4)温和灸:取关元、气海、脾俞、肾俞、三阴交、足三里穴,每穴施灸 5～7 分钟,每日 1 次,10 日为 1 个疗程。

采用针灸治疗一周左右,病人全身骨痛的症状基本可以得到控制。经过半个月针灸治疗,肾虚的临床症状明显减轻,病人的腰膝酸软、神疲乏力、气短、失眠、食欲缺乏、夜尿频等症状也很快控制,其取效之速超过单纯服钙剂治疗。

六、骨质疏松性骨折的治疗

流行病学研究显示,在 50 岁以上人群中,骨质疏松发病率女性为 30％,男性为 20％；45 岁以上骨折病人中,75％的骨折与骨质疏松有关。

1.脆性骨折的危害　脆性骨折主要发生于胸椎、腰椎、髋部及前臂。发生椎体压缩性骨折不仅影响身高而且还会腰痛,但有的人自己都不知道,以为是人老了就"缩"了。髋部骨折后果最为严重,一年内有 20％的病人因并发症死亡,30％有永久残疾,40％的人不能独立行走,80％的人至少有一项日常活动不能独立完成。

2.骨折急性期治疗　椎体一旦发生骨折,即需卧硬板床休息,膝下垫一枕头以减轻下腰部的应力。注意压疮护理。可以用些镇痛药。疼痛消失后即应开始锻炼,并逐日增加活动量。疼痛剧烈者可佩戴支架。

骨质疏松性椎体压缩性骨折的治疗,可以选择的方案主要有:卧床休息、药物止痛、手术治疗。药物止痛通常效果不佳,还会产生耐药；而手术治疗在过去是采用多节段脊柱融合内固定的方法,其创伤大,出血多,而且骨质疏松使内固定不可靠,术后并发内固定失败。

目前,对于骨质疏松性椎体压缩性骨折的治疗有了新的方法——经皮椎体后凸成形术。这是一种微创手术,一般来说,一个椎体从穿刺到完成,只需要30分钟的时间。手术切口只有0.5厘米大小,还没有我们的小手指头宽。在国外,这一手术很多是在门诊完成的,做完手术休息一会儿就可自行回家。

虽然对于骨质疏松及其并发症的治疗进展日新月异,但是再好的治疗也不及早期的预防。

3.综合措施增加骨组织

(1)口服钙剂:碳酸钙、磷酸钙、乳酸钙、葡萄糖酸钙都可应用,口服钙剂后应鼓励多饮水,以防止尿路结石。

(2)补充维生素D:必须注意大剂量补充维生素D会引起高钙血症。绝经期前后的妇女,每天的剂量为400单位。

(3)补充求偶素:适用于绝经期前后的妇女。剂量为每天0.6毫克,长期使用有致癌可能,不宜作为常规治疗方法。

(4)运动:每天至少进行30分钟的散步,既可负重下锻炼,又可吸收光照。

(5)氟化钠方法:每日口服氟化钠1毫克/千克体重,分36次服用,必须同时加用钙剂。过量服用会出现氟中毒,应用后18个月90%病例不再有骨折。

(6)其他药物:有二磷酸盐类、降钙素类与促进合成代谢的皮质醇如司坦唑醇(康力龙)。

4.骨质疏松性骨折的手术治疗 随着医学技术的发展,如今许多医院开展了微创手术治疗骨质疏松性骨折,效果良好,大部分骨质疏松性骨折病人可以手术治疗。

以创伤较大的股骨粗隆间骨折为例,只需开一个3~4厘米的切口,采用髓腔内固定,无须牵引。大多数患者手术后第二天就可以半坐、半躺和翻身,少部分患者手术后第二天还可以拄拐行走。

因骨质疏松性骨折多见于老年人,故其整复和固定应以方法简便、安全有效为原则,以尽早恢复伤前生活质量为目的,应尽量选择创伤小、对关节功能影响少的方法,不应强求骨折的解剖复位,而应着重于功能恢复和组织修复。

(1)确需手术者:对于确需手术者,要充分考虑骨质疏松性骨折骨质量差、愈合缓慢等不同于一般创伤性骨折的特点,可酌情采取以下措施。

①使用特殊内固定器材,如锁定加压钢板、粗螺纹的螺钉、膨胀型髓内钉及具有特殊涂层材料的器械等。

②使用应力遮挡较少的器材,减少骨量的进一步丢失。

③采用特殊的内固定技术,如螺钉固定时穿过双侧骨皮质,增加把持力。

④采用内固定强化技术,如螺钉周围使用骨水泥、膨胀器及生物材料强化。

⑤骨缺损严重者,可考虑采用自体或异体骨移植及生物材料(骨水泥、硫酸钙等)充填。

⑥视骨折的牢固程度,酌情选用外固定。外固定应可靠,有足够的时间,尽可能减少对骨折邻近关节的固定。

(2)椎体爆裂骨折:椎体爆裂骨折若无神经压迫症状者,可采取非手术治疗,主要措施为卧床休息2~3周,然后支具外固定3个月。椎体爆裂骨折若伴有神经压迫症状者,可手术行神经减压、骨折复位、内固定及融合治疗。椎体压缩性骨折应根据具体情况合理选择非手术或手术治疗。若椎体压缩程度较小(高度丢失小于1/3)、疼痛不剧烈者,可采取非手术治疗。对于椎体压缩程度明显(高度丢失大于1/3)、椎体后壁没有破坏,或为多节段骨折、疼痛明显、经保守治疗效果不明显者,可以考虑微创手术治疗。

(3)髋部骨质疏松性骨折:髋部骨质疏松性骨折主要包括股骨颈骨折和股骨转子间骨折,其特点是骨折不愈合率高、股骨头坏死率高、致畸致残率高、康复缓慢、病死率高。

根据病人具体情况可以采取非手术或手术治疗。如果病人骨折移位不明显或为嵌插骨折,或一般情况较差而无法耐受手术,可以采用非手术治疗。非手术治疗包括卧床、牵引(骨牵引或皮牵引)、支具固定、预防感染、营养支持等治疗措施。在非手术治疗期间,要严密观察病情变化,及时调整肢体位置和牵引重量,采取综合措施防治呼吸系统、泌尿系统感染和压疮等并发症。手术治疗包括外固定架、内固定、人工关节置换(人工股骨头置换、人工全髋关节置换)等。

(4)股骨颈骨折:对股骨颈骨折,Garden Ⅰ、Ⅱ型骨折多采用经皮多枚空心加压螺钉内固定,Garden Ⅲ、Ⅳ型骨折愈合率低,股骨头坏死率高,内固定疗效不确切,对年龄较大者可考虑人工股骨头置换或人工全髋关节置换。至于是选择人工股骨头置换还是人工全髋关节置换,主要根据患者的年龄、全身状况、预期寿命、髋臼有无破坏而定。对高龄、全身情况较差、预期寿命不长、髋臼基本完整,可考虑行人工股骨头置换,可缩短手术时间,减少出血,且高龄患者术后活动较少,基本能满足日常生活的要求,否则可行人工全髋关节置换。

(5)股骨转子间骨折:对股骨转子间骨折,可切开复位内固定。可根据患者具体情况及术者经验选择髓内或髓外固定。对于骨质量较差的患者而言,髓内固定更符合生物力学的要求。如患者系多发伤或全身情况较差,不能承受较大手术,可在局麻下进行闭合复位,外固定架固定,固定后患者可早期进行功能锻炼。

不推荐将人工股骨头置换或人工全髋关节置换术,作为股骨转子间骨折治疗的首选方案。对于股骨转子间骨折为陈旧性骨折或同时伴有髋关节疾病,可考虑人工股骨头置换或人工全髋关节置换术。

七、继发性骨质疏松的治疗

继发性骨质疏松是由于疾病或药物等原因所致的骨量减少、骨微结构破坏、骨脆性增加和易于骨折的代谢性骨病,骨质疏松症多发于 60 岁以上老年人,发病率约为 60%,且女性远超过男性,因此要积极预防骨质疏松的发生,尤其对骨折危险人群的老年人要进行必要的预防和监护。

1.常见病因

(1)内分泌代谢疾病,如甲状旁腺亢进、库欣综合征、性腺功能减退症、甲状腺功能亢进、垂体泌乳素瘤、糖尿病(主要见于 1 型糖尿病)、脑垂体功能减退症等。

(2)结缔组织病,如系统性红斑狼疮、类风湿关节炎、干燥综合征、皮肌炎、混合性结缔组织病等。

（3）多种慢性肾脏疾病导致肾性骨营养不良。

（4）胃肠疾病和营养性疾病，如吸收不良综合征、胃肠大部切除术后、慢性胰腺疾病、慢性肝脏疾病、蛋白质-热量营养不良症、长期静脉营养支持治疗等。

（5）血液系统疾病，如白血病、淋巴瘤、多发性骨髓瘤、戈谢病和骨髓异常增殖综合征等。

（6）神经肌肉系统疾病，如各种原因所致的偏瘫、截瘫、运动功能障碍、肌营养不良症、僵人综合征和肌强直综合征等。

（7）长期制动或太空旅行。

（8）器官移植术后。

（9）药物，如糖皮质激素、免疫抑制药、肝素、抗惊厥病、抗癌药、含铝抗酸药、甲状腺激素、GnRH-a 或透析液等。

2.临床表现

（1）症状视骨质疏松程度和原发疾病的性质而不同。

（2）主要体征与原发性骨质疏松类似，可有身高降低，严重者发生脊柱后凸、驼背或胸廓畸形。

（3）原发病的多种临床表现。临床上常常采用下列诊断指标：骨密度低下和（或）脆性骨折。

①脆性骨折是骨强度下降的最终后果，故有过由明确疾病或药物引起的脆性骨折即可诊断继发性骨质疏松。

②骨矿质盐密度测定。

③骨密度测定方法，在分析结果时应更注重 Z 值。

3.治疗方案

（1）原发疾病的治疗：积极寻找骨质疏松的病因，对于有效治疗继发性骨质疏松具有重要意义。一旦病因明确，应及时对原发病进行治疗。

（2）一般措施：注意进食含钙丰富、低盐和适量蛋白质的均衡膳食。在不影响对原发病治疗的前提下，适当户外活动，以增加阳光照射，增加机体的协调能力，防止摔跤，避免酗酒和嗜烟，慎用可能影响骨骼健康的其他药物。

（3）基础药物治疗：包括适当补充钙剂、维生素 D 或其活性代谢物等。参考原发性骨质疏松诊疗指南。特别需注意的是，如果患者伴有高钙血症、肿瘤或甲状旁腺功能亢进者，应禁忌使用钙剂及维生素 D 制剂。如患者伴有肾结石及高尿钙排量，应慎用钙剂及维生素 D 制剂。

（4）药物治疗：必要时给予有效的骨吸收抑制药（如二磷酸盐类和降钙素类）治疗。药物用法及注意事项详见原发性骨质疏松诊疗指南。骨形成促进剂（如甲状旁腺素氨基酸端片段）是否适用于继发新骨质疏松，有待于今后经验的积累。

4.特殊治疗

（1）性激素缺乏性骨质疏松：积极治疗原发病。对年轻的女性病人需补充适量的雌激素或雌、孕激素，男性病人应补充雄激素。必要时并用其他抗骨质疏松药物。

（2）糖皮质激素性骨质疏松：生理剂量的糖皮质激素也可引起骨丢失，于用药 6～12 个月骨量下降最明显。某些疾病需长期应用糖皮质激素，如病情允许应采用最小剂量。酌情补充钙剂、维生素 D 制剂和二磷酸盐类抗骨质疏松药物，有助于防止发生糖皮质激素性骨质疏松。对于骨痛明显的患者，可以加用降钙素类药物。

（3）制动性（失用性）骨质疏松：一般性治疗和药物治疗

同原发性骨质疏松,但要特别注意制动部位的功能锻炼和康复治疗。

(4)长期肠外营养支持导致的骨质疏松:一般性治疗和药物治疗同原发性骨质疏松。由于本症易合并佝偻症(或骨软化症),除使用无铝营养支持液外,要积极补充维生素 D 制剂。

(5)糖尿病性骨质疏松:主要是严格控制高血糖,同时应用抗骨质疏松药物治疗。

(6)器官移植后骨质疏松:同原发性骨质疏松。

(7)血液透析性骨质疏松:防治方法同原发性骨质疏松。避免使用含铝透析液和低磷透析液。

八、骨质疏松治疗释疑

1.抗骨吸收药物治疗必须坚持 18 个月以上 持续治疗是管理许多慢性病(包括骨质疏松)的主要问题,只有坚持治疗才能避免活动能力的下降、慢性疼痛、残废甚至死亡。抗骨吸收药物的药理机制,决定了治疗骨质疏松的疗效必然是需要一定周期的,即使是采用首选的骨质疏松治疗药物,持续增加骨量的最低疗程不应少于 18 个月。

一项报告显示:每年约有半数的病人在医生建议的长期持续治疗中擅自停药。很多病人在治疗的最初半年甚至2~3 个月看不到疗效就停药,也有部分病人因用药一年初见疗效而擅自停药的。不管是出于哪种目的,对病人而言,不坚持治疗所带来的影响是巨大的:骨折和相关残疾的危险加大,并发症及死亡率上升。只有不到 1/3 女性骨折病人能恢复她们先前的活动能力,而超过 1/3 病人需要持续的护理。

骨质疏松病人长期接受规范治疗是关键,而不规范及不持续的治疗将给社会和家庭带来沉重的经济负担,照料病人的护理支出通常让家庭的经济压力变得极为沉重。医生和病人都应重视、关注骨质疏松疾病,并同心协力应对、解决这一难题。如果中老年人患了骨质疏松,应该及早到医院进行正规检查,选用治疗骨质疏松的抗骨吸收药物,通过一周一次的剂量,更好地提高病人的依顺性,并且最大程度缓解骨痛等症状,降低骨折发生率,提高生活质量。

2.骨质疏松治疗目的是使骨质流失停止 诊断骨质疏松的客观依据是骨密度下降,那么是不是骨密度下降后就无法再增加了呢?根据我们临床所见,有相当一部分患者在合理治疗一年后,复查显示骨密度上升,说明治疗并非只是延缓骨质的流失,而是使骨质流失停止,是治本的。这一检查结果大大增强了患者继续治疗的信心,他们会配合医生,争取获得最佳疗效。

3.雌激素治疗无效的骨质疏松择药治疗仍有效 有人说雌激素治疗无效病人的骨质疏松无抵抗。事情并不是这样,这些病人一样能抵抗骨质疏松。对于不宜用雌激素替代疗法的病人,可以在医生指导下选择性地应用活性维生素D、二磷酸盐类制剂、降钙素类等。目前,国外已有一些新的药物上市,如雌激素受体调节药、甲状旁腺激素等,疗效很好,增加了骨质疏松患者的药物选择,不久将在国内面市。

4.骨质疏松老年病人轻微外伤也要重视 一位 72 岁的

老先生早上下床时右髋部扭伤,感觉有些疼痛但还可以走路。他在儿子催促下到医院就诊,拍片后没有发现明显骨折。接诊医生告诫,有些没移位的轻微骨折早期拍片发现不了,过一周左右骨折端骨吸收后,拍片才能显示,因此应卧床休息,不要站立行走,一周后再拍片复查。但老人认为没发现骨折就没事,走着回家,第二天开始疼痛加重不能站立,再次到医院检查拍片,发现右股骨颈骨折并有明显移位,只能做人工关节置换手术了。如果老人当时听从医生告诫,骨折是不会进一步移位的,这样就可以保守治疗或简单内固定治疗。

老年人由于活动量不是很大,外伤多是扭伤或跌伤,但不要觉得受伤轻,也不是很痛,就认为是伤了筋没大事。老年人多有骨质疏松,受到外伤时首先要想到可能发生脆性骨折。如果骨折了,还继续活动或站立行走,可能引起骨折移位、加重软组织损伤或造成继发血管神经损伤。所以,老年人受外伤后,不论受伤轻重,是否有严重疼痛,最佳的应急处理就是待在原地保持受伤部位稳定不活动,同时呼救等待救援,经医生检查排除脆性骨折后再站立或行走。

5.骨质疏松骨折早治比晚治的效果要好 有很多骨质疏松老年人出现骨折才到医院进行确诊,他们认为,反正骨折已经出现了,这时候再进行治疗为时已晚,早治或晚治都一样。其实,这种看法是不对的。目前医学上还没有安全有效的根治方法帮助已疏松的骨骼恢复原状,因此早期预防骨质疏松显得极为重要。一旦发生骨折,再次发生骨折的可能性更大,尽早进行治疗可以避免更严重的后果。

骨折过的老人要注意:一是"截流",通过正规治疗减少体内钙的流失,延缓骨质丢失的速度;二是"开源",多吃一些含钙丰富的食物,促进钙的吸收利用;三是遵医嘱口服一些促进成骨、抑制破骨的药物,对减缓骨质疏松有一定效果。研究表明:选用一线药物进行治疗的话,多发性椎体骨折的危险性可以下降90%。

九、治疗骨质疏松要科学补钙

钙是骨骼的主要构成成分,当饮食摄入量不能达到推荐的水平时,就需要额外补充钙制剂。钙制剂不仅可以预防骨质疏松,更是治疗骨质疏松的基础用药。补钙是成为当今一种保健时尚,但是很多人往往受商业宣传影响,不讲科学,盲目补钙,结果或事倍功半,或得不偿失。针对国人补钙的实际情况,中国消费者协会警示消费者要科学补钙,方能永葆健康。

(一)钙剂的种类

1.无机钙类及其制剂 其水溶性小,但能在胃酸中溶解,含钙量高,是所有药用钙盐中含钙量最高的一种,且价格低廉,是目前应用最广的补钙剂,但此类钙剂可引起嗳气、便秘等不良反应,胃酸缺乏者会影响其吸收,老年人选用时应注意。如纳米钙主要成分碳酸钙、甘露醇、枸橼酸等;钙尔奇D主要成分碳酸钙、维生素D等。

2.有机钙类 这些钙剂的水溶性好,但吸收率低,多与其他钙盐一起制成复方制剂应用,如葡萄糖酸钙、磷酸钙、乳酸钙等,但葡萄糖酸钙中含有一定糖分,尤其不利于老年人服用。

3.中药钙及其他类 这类钙剂的原料大多采用动物骨骼、海洋生物的脊椎、贝壳等,碱性较强,对胃肠刺激大,如果这些生物受到污染,体内可蓄积大量重金属,若加工不当会影响人体健康。例如,龙牡壮骨冲剂是由龙骨、牡蛎、龟板等中药组成,并配以维生素 D,临床对老年人骨质疏松也有一定疗效。

(二)五种常见钙剂的应用

1.碳酸钙 含钙量高,不良反应小,价格便宜,吸收率高,可以达到 40%,与牛奶相似,是全国人民易于接受且广泛应用的一种钙制剂。

2.乳酸钙 是我国传统的钙补充剂之一,优点是容易溶解,缺点是钙含量低。这类制剂有乳酸钙,含钙 13%;葡萄糖酸钙,含钙 9%,制成片剂后含量更低,要达到成人每日补充钙 1 000 毫克,需服用太多药片,这是人们难以接受的。

3.磷酸氢钙 是日本常用的补钙品种,含钙 23.3%,相对较高,每片含钙量 70 毫克,含钙量与药品价格属中等,但它的缺点是药片溶解和吸收较难,加之含磷高,对肾功能障碍者有害,因此应用较少。

4.枸橼酸钙 含钙量为 21.1%,水溶性好,生物利用也较磷酸钙好,其吸收不依赖胃酸,有泡腾片,更适合老年人服用。

5.活性钙 是生物钙(贝壳类)高温煅烧而形成的钙混

合物,钙含量高,但其水溶液是强碱性,对胃肠刺激性大,与食物同食可减少胃肠刺激。

(三)选用钙剂的原则

市场上的各种补钙制剂林林总总,其实选用有一定的讲究。

1.选元素钙含量高的钙剂 因为只有元素钙才能被机体吸收,故选择钙剂时,该钙剂元素钙的含量是关键。例如:钙尔奇 D 片,每片含元素钙 600 毫克;美信钙,每片含元素钙 315 毫克;乐力钙,每片含元素钙 250 毫克。这些都是含元素钙较高的钙剂。

2.选择溶解度高和吸收率好的钙剂 研究认为,各种钙剂在胃液中溶解度是不一样的,吸收率也是不一样的。溶解度高则吸收率好,人体利用率也相对较高。据研究,碳酸钙吸收率为 39%;乳酸钙吸收率为 32%;葡萄糖酸钙吸收率为 27%;牛乳钙吸收率为 31%;醋酸钙吸收率为 32%,柠檬酸钙吸收率为 30%。这些都是吸收率较高的钙剂。

3.选择服用方便、便于携带、性价比高的钙剂 要选择每天服用次数少和每次服用数量小、效果好的制剂。例如:钙尔奇 D 吸收率达 39%,钙尔奇 D 有 600 毫克,每日 1 次,每次 1 片,服用方便,携带方便,价格便宜。

4.选择酸碱度适中,对胃肠道刺激小的钙剂 因 pH 过低或过高对胃均有刺激作用。碱性强,对胃刺激太大的钙剂要慎用。

5.选用含有适量维生素 D 的钙制剂 含维生素 D 的钙

剂有利于钙的吸收。相比较而言,碳酸钙制剂如钙尔奇 D 等,含钙量高、价格便宜,是理想的钙剂,每日 1~2 片钙片就够。而那些口服液含钙量非常少,价格贵,往往达不到补钙的需求。同时,老年人还需加服维生素 D_3 以帮助钙的吸收。

6.选口服液制剂和咀嚼片时要选口感好的制剂 一般说,选口服液制剂和咀嚼片的吸收要比同类口服片剂更好一些。

7.要选用经临床验证效果确实的钙剂 医生建议病人使用的钙剂,大多是经过临床使用有效的钙剂。

8.要符合国家标准 要选钙源好,重金属铅、汞等含量低,且符合国家标准、安全可靠、无不良反应的制剂。

9.选择钙剂时要注意所含元素钙的量 这比吸收率更重要,如碳酸钙、氯化钙、乳酸钙和葡萄糖酸钙含元素钙分别为 40%、27%、13%和 9%。如 1 克碳酸钙所含的元素钙就为 400 毫克,依次类推,以决定每日的服用量。中国营养学会对我国老年人推荐的每日钙摄入量为 800 毫克,指的就是元素钙量。市场上 1 片钙尔奇 D 含元素钙为 600 毫克,这样每日服用 1 片即可,其余可以通过饮食摄取。

(四)服用钙剂的要点

1.服用时间 补钙的最佳时间是睡前服用,这样可纠正午夜后及凌晨的低血糖,达到抑制骨量丢失的作用。钙剂最好在饭后 1~1.5 小时内服用。

2.剂量选择 肠钙吸收率具有阈值效应。在一定范围内随摄入钙量的增加而增加,达到一定阈值后,即使增加钙摄入量,肠钙吸收量也不再增加,此时只是增加粪钙的排出。因此,应根据人体对钙的生理需要量,在扣除食物钙摄入后,计算钙剂补充量。我国城市居民平均钙摄入量约每日490毫克。

3.食物宜忌 补钙时宜进食蛋白质丰富的食物,其中赖氨酸、精氨酸和色氨酸等含硫氨基酸可与钙结合形成可溶性络合物,有利于钙的吸收;不宜同食含植酸和草酸丰富的植物性食物如菠菜、笋、茭白等,不宜同食过多的脂肪性食物,以免形成难溶于水的植酸钙、草酸钙或"钙皂"影响钙的吸收。人体最大允许日钙摄入量不超过2 000毫克。

4.人体状态 病人若胃酸缺乏,不宜选用碳酸钙,最好选用有机钙(如美信钙、乐力钙等)。有肾结石风险者,最好选用美信钙,且避免高尿钙。对于慢性肾功能不全者,补钙应特别注意钙磷比例,对于低钙高磷患者通常选用碳酸钙以限制磷的摄入。

5.药物配伍 不宜与四环素、异烟肼等抗生素同时服用,因四环素、异烟肼可与钙结合,影响钙的吸收。不宜与氟化物或二磷酸盐类同时服用。碳酸钙不宜与制酸剂同时服用,否则影响钙的吸收;不宜与铁剂同时服用,否则影响铁的吸收。若病情需要联用,钙剂与其间隔至少2小时以上。

(五)单纯补钙适得其反

骨质疏松是个无声无息地"贼",它的开始毫无征兆。许多人只有到骨质疏松引起骨折后才会对其重视。令人担忧的是,在这些病人中,很多人因单纯补钙而延误了预防和治疗的最佳时机,这增加了骨质疏松治疗的复杂性。事实上,单纯补钙对骨质疏松并无帮助,甚至可能适得其反。

许多病人在服钙后除肌肉痉挛症状有所改善外,其他临床症状无明显改善,骨量仍继续下降,而且有的病人会出现脊柱新骨折。研究显示,对于老年妇女、糖尿病病人及高血压患者来说,长期单纯补钙会引起便秘、肾功能不良,患者还会由于钙的排泄受影响而形成肾结石。

女性在绝经后或男性在老年时期,在注意补充钙的同时还要补充活性维生素 D。活性维生素 D 是调节钙磷代谢的重要激素,可以促进钙在肠道中充分吸收,有利于骨钙的沉积。对于年轻人来说,只要摄入含有维生素 D 的食物,保证每日充足的阳光照射,就可以通过肝肾转化,得到足够的活性维生素 D。

(六)过量补钙有害无益

补钙不是越多越好,重要的是看吸收。每次服用元素钙超过 200 毫克时,就会降低吸收率。

老年人缺钙是引起骨质疏松的重要原因,应从改善饮食结构和服用钙品两方面加强钙的摄入量。但老年人肠道对钙的吸收能力较弱,单纯服用钙制剂无法从发病机制上有效防治骨质疏松,必须服用一定剂量的维生素,才能防止钙质流失。特别需要引起重视的是,单纯补钙并不能全面防治骨质疏松,内分泌失调、维生素 D 活力下降、运动量减少、盐摄入量过多等因素都可能导致老年人患骨质疏松。

　　儿童补新生元乳钙应以食补为主,在服用新生元乳钙品时应特别小心。儿童肠胃功能较弱,不要选择碱性强的钙品、活性钙等;不应在服用钙品时同时饮用汽水、碳酸饮料等,以免降低吸收率。儿童过量服用钙品,会抑制对锌元素的吸收,因此对缺锌儿童进行补钙时应以食补为主。

　　过量补钙对身体是有害无益,如每日超过 2 000～2 500 毫克钙,或患者存在肾功能损害时,同样会发生不良反应。高钙血症的早期表现有严重便秘,进行性口干、持续头痛、食欲减退、烦躁、精神抑郁、口中金属味、疲软等。后期表现有嗜睡、意识模糊、高血压、心律失常、恶心呕吐、尿量增多等。由此可见任何药物都要一分为二,不能掉以轻心。

(七)补钙不忘补镁和维生素

　　1. 每天补充维生素 D 和镁　维生素 D 在防治骨质疏松中必不可少。无维生素 D,人体便不能吸收和利用钙。维生素 D 进入肝脏后,经过一系列羟化酶促反应,生成 $1,25\text{-}(OH)_2D_3$ 等活性代谢产物参与骨代谢。常人每日约需 400 国际单位的维生素 D(相当于 100 毫升牛奶,多维丸 1 片或每周 30～60 分钟的日光浴)。

　　维生素 D 能促进钙质吸收,使钙到达骨骼的过程变得更有效率,骨骼可以保持年轻。维生素 D 的来源有三种:日光、食物和维生素补品,除了日照外,饮食和补充维生素是最重要的来源。一些食物含有天然维生素 D,比如鱼类和贝壳类动物,而另一些食物通常是人工加强了维生素 D 的含量,比如牛奶、100%纯橙汁或麦片,在饮食中就可以让我们吸收足量维生素 D。如果是 60 岁以下的人，建议摄入 400 国际单位的维生素 D 作为补充；如果超过 60 岁摄入 600 国际单位为宜。另外，建议补充 400～500 毫克的镁，因为镁能帮助平衡钙质对神经功能的影响。

补钙的同时要补充维生素 D，但服用添加维生素 D 的钙品时，谨防积蕴中毒。

2.维生素 C 有利于防骨质流失　研究表明，维生素 C 能有利于防止与骨质疏松症有关的骨质流失，抵抗与衰老相关的软骨功能下降。更确切地说，一旦有关节软骨需要修复，我们就需要维生素 C 来实现修复，保持软骨的年轻活力，为了让体内常备维生素 C，每天应摄入 1 200 毫克的维生素 C。不过要当心，有数据显示摄入过多维生素 C，如每天超过 2 500 毫克，则会收到负面效果，骨质疏松和基因异常的发生概率都会增大。

健康饮食对骨骼的作用不言而喻，适当补充钙、维生素 C 等会给骨骼带来巨大好处，能有效预防骨质疏松。

(八)补钙也要补骨胶原蛋白

骨胶原蛋白也叫骨胶原，是人体骨骼，尤其是软骨组织中的重要组成成分。骨基质的主要成分(90%左右)为胶原，这些胶原相互交织形成立体构架，就像骨骼中的一张充满小洞的网。骨矿质主要成分是羟基磷灰石结晶(钙：磷为10：6)和无定形的胶体磷酸钙，它们沿着胶原有秩序地沉积下来，骨胶会牢牢地留住就要流失的钙质。体内胶原蛋白的流失是钙缺乏的主要原因，因为人体骨骼中除钙以外，还有保证骨骼韧性的胶原蛋白,它是"吸附"钙的"住所",因为胶原蛋白就像骨骼中的一张充满小洞的网,会牢牢地留住就要流失的钙质,没有这张充满小洞的网,即便是补充了过量的钙,也会白白地流失掉。而胶原蛋白的特征氨基酸羟基脯氨酸是血浆中运输钙到骨细胞的工具。骨细胞中的骨胶原是羟基磷灰石的黏合剂,它与羟基磷灰石共同构成了骨骼的主体。当人体缺乏胶原蛋白时,则不易固定钙质,其后果是不但加速人体钙质的流失速度,还会造成骨质密度降低,出现骨质疏松现象。

骨质疏松的实质是合成骨胶原的速度跟不上需要,换言之,新的骨胶原生成速度低于老的骨胶原发生变异或老化速度。研究表明,如果缺少胶原蛋白,补充再多的钙质也无法防止骨质疏松的发生。最新医学研究表明:人体如果单纯补钙,这些钙质是无法沉积在骨骼上的。人过了 25 岁之后,体内的胶原蛋白开始逐渐流失,尤其是女性,由于年龄造成的体内雌激素比例失调,流失的速度要比男性快。因此,专家提醒:补钙的同时必须补充胶原蛋白,以有助于预防骨质疏松的发生或发病后受伤部位的愈合。只有摄入足够的可与钙结合的胶原蛋白,才能使钙在体内被较快消化吸收,且能较快的达到骨骼部位而沉积。

人体 28 岁的骨密度达到最高峰,随后一路下跌。40 岁开始的骨质疏松是无声无息的"流行病",它是一种隐匿型病变,平时无感觉,但却有"三高"的特点,即高发病率、高死亡率和高致残率。因此,要想保证关节和骨骼健康的最佳办法,就是要做到钙与胶原蛋白同补。让适量的钙元素与Ⅱ型骨胶质有机结合,通过口服进入人体,弥补了单纯补钙难以吸收的缺憾,确保钙质富集于骨骼组织周边,提高人体骨骼对钙的吸收,预防骨质疏松和改善关节疼痛,如腰背疼痛、骨质增生、骨质疏松、关节炎等;避免钙在体内其他器官组织无益积聚,导致肾、胆结石的副作用,提高骨密度;大力增加骨骼强度和韧性,预防骨质疏松、腿脚抽筋、身材矮缩、围绝经期骨质流失和骨折。

Ⅱ型骨胶质和钙结合防止骨质疏松是现代骨骼保健最新的发展趋势。将胶原蛋白和聚乙烯吡咯烷酮溶在柠檬酸缓冲液里制得胶原蛋白-PVP 聚合物(C-PVP),用于受伤骨骼的加固不仅效果好,安全性也高,即使长周期的连续用药,不管是实验还是临床试验都未表现出淋巴肿大、DNA 损伤,不会引起肝和肾的代谢紊乱,也不诱发人体产生抗 C-PVP的抗体。

(九)补钙必须少吃盐

补钙的方式多种多样,吃钙片、晒太阳、喝骨头汤,为了让体内钙质充足,人们想尽办法。但科学家教我们最经济有效的补钙方法,那就是"少吃盐就相当于补钙"。据有关研究发现,高盐饮食能导致人体内骨骼中钙的更多流失。

女性易患骨质疏松、骨萎缩等病与食盐过多有关。在一份对围绝经期妇女经过两年研究后得出的资料显示,妇女吃盐超过 4 800 毫克后,她们尿中含有骨质分解后的成分比每天吃盐 1 200 毫克时增加了 6%。盐的主要成分是钠,占盐的 40%。钠虽是人体不可或缺的一种物质,但它可使女性的骨质每年流失 1‰,高盐饮食造成的钙流失则更严重,患有高血压的较正常女性骨质流失速度要快得多。人体肾脏每天能将使用过的钠排出体外,但每排泄 1 000 毫克钠,将同时耗损 26 毫克钙,人体排出的钠越多,钙的消耗也越大,最终势必影响骨骼健全所必需的钙质。

英国科学家研究发现,盐的摄入量越多,尿中排出钙的量越多,钙的吸收也就越差。也就是说,日常生活中减少盐的摄入,就能增强钙质吸收(多食咸则伤肾)。

世界卫生组织推荐,健康成年人每天盐的摄入量不宜超过 5 克,营养学家教给大家一些限盐小窍门:刚开始每天吃一啤酒瓶盖盐(不超过 10 克),适应后换成每天一牙膏盖盐,约 4.5 克。炒菜出锅时再放盐,这样盐分不会渗入菜中,而是均匀分布在表面,能减少摄盐量。

(十)骨质疏松补钙治疗常见的误区

随着年龄的增长,老年人发生骨质疏松的风险逐渐增加,由于骨质疏松会带来疼痛,并容易引发骨质疏松性骨折,使得老人们对骨质疏松心存恐惧,再加上广告上对补钙作用的夸大宣传,使许多老年人开始盲目补钙。其实,老年人补钙过量,不但无益反而有害。造成这种局面的主要原因是老年人在认识上存在着一些误区。

误区一:补钙就可以预防和治疗骨质疏松

许多人误以为骨质疏松就是缺钙,而多吃含钙丰富的食品或钙制剂就能补钙。他们不了解钙被人体吸收和利用时有其他条件。

(1)维生素 D 的参与。维生素 D 活化后可以使肠壁上表达更多的肠钙蛋白,肠钙蛋白是一种钙通道,有了它,吃进去的钙才能被吸收进血液中。有人称维生素 D 是打开钙代谢大门的一把金钥匙,没有它参与,人体对膳食中钙的吸收达不到10%。

(2)长期吸烟、长期饮咖啡、喝茶,或过量饮酒者,会影响钙的吸收与利用。

(3)长期服用可的松类激素或甲状腺素者,也会妨碍钙的吸收与利用。

(4)患有慢性胃肠道疾病者,钙的吸收会减少。所以说有砖瓦不等于有房子,即使所补的钙剂能被吸收入血,但不能有效地沉着于骨组织中,还是要从尿中排出体外,也不能有效治疗骨质疏松。维护骨骼健康还需要补充许多其他物质如维生素 D、镁、磷和锌等,锻炼身体也很重要。研究证明,每天锻炼有助于增强骨质,但是如果每天摄取的钙过少,那么锻炼也无益于骨骼。

研究还证明,摄取大量钙的人而不锻炼,也不会形成骨质,两者缺一不可。专家认为,每天锻炼30分钟左右,每周坚持锻炼5天,就足以保持骨骼健康。走步、跑步和举重对于强壮骨骼来说比游泳、骑自行车更有效。因此,对骨质疏松必须采取综合疗法,而且必要时应在医生指导下,应用维生素 D 制剂、降钙素类、骨吸收抑制药及绝经期妇女雌激素的合理使用,切不可误以为这是一种小毛病而掉以轻心。

正确做法:补充钙剂和维生素 D 是防治骨质疏松的基本措施,我国居民膳食钙摄入普遍不足。补钙就像提供修补墙壁用的水泥,虽有一定作用,但提供水泥并不等于补墙,还要有泥水匠的操作。因此,钙剂＋维生素 D＋抗骨质疏松药,三者缺一不可!

误区二:补钙不需要辨别病因

骨质疏松主要分为两大类,即原发性的骨质疏松和继发性的骨质疏松。针对不同类型的骨质疏松,治疗手段也不一样,千万不能不加区分的一律补钙,否则会出现并发症。

正确做法: 继发性的骨质疏松,如钙营养不良等引起的骨质疏松,补充钙剂就非常有效;而对于原发性的骨质疏松就不能依靠补钙来治疗。绝大多数老年人发生的骨质疏松属于原发性骨质疏松,这类老年人应该在医生的指导下进行治疗,盲目补钙没什么作用。

误区三:多吃钙剂骨的脆性增加而易发生骨折

骨组成成分为骨基质和骨矿质。骨基质的主要成分(90%左右)为胶原,这些胶原相互交织形成立体构架,就像钢筋混凝土块中的钢筋网络一样。骨矿质主要成分是羟基磷灰石结晶(钙磷比为 10∶6)和无定形的胶体磷酸钙,它们沿着胶原有秩序地沉积下来,就像水泥和砂石构成的混凝土填充钢筋网络构架一样。这样就形成了一种"结实"的有形体"骨"。所以虽然钙是骨骼的基本成分之一,但钙在骨骼中并非无序地堆积在一起,钙被吸收入血中后还需要在多种因素的作用下与多种其他物质相结合才能沉着到骨头中。因此多吃钙剂是不会引起骨的脆性增加的。相反,缺钙常是导致骨质疏松,进而引起骨折风险增高的重要因素。

误区四:多吃钙剂会引起胆结石

胆结石有胆固醇结石和胆色素结石,其主要成分是胆固醇和胆盐化合物,并非是钙。因此胆结石的人只有高胆固醇的东西不能吃,胆结石病人需要补充钙。

误区五:肾结石病人要限制钙的摄入

由于肾结石病人中特发性高尿钙现象相当普遍(大约占50%),因此过去医生往往给这些病人推荐低钙饮食。特发性高尿钙的确可能与肠道钙吸收增加,骨质破坏及肾小管钙的再摄取下降有关,然而至今并没有证据表明,减少食物中的钙摄入可预防肾结石的复发。在绝大多数国家,草酸钙结石是肾结石的主要形式,占肾结石的50%～70%。根据目前已有的证据,肾结石的发生与饮食习惯密切相关。目前较为一致的观点是钙在肠道中与饮食草酸盐结合减少后者的吸收,从而降低尿中草酸盐的浓度,减少肾结石的风险。

〔他山之石〕
补钙会减少肾结石的发生

长期以来,人们认为肾结石病人要限制钙的摄入,因为对肾结石的分析表明,肾结石中80%是钙质。近年来的研究证实这一观念是错误的,而且结论刚好与之相反:增加钙的摄入反而可以减少患肾结石的危险性。一项新的研究显示:少吃钙质的妇女比多吃富含钙质食物的妇女更容易患肾结石。美国一项对45 510名男性历时4年的跟踪研究发现,每天平均摄入1 326毫克钙的人比每天摄入516毫克钙的人患结石的机会少1/3。美国另一项对9 173名妇女连续12年的调查也表明,高钙饮食者比低钙饮食者患肾结石的可能性减少 35%。

研究者分析认为,发生肾结石的原因不是因为钙太多,而是人体中钙代谢发生了紊乱,造成不正常的"钙搬家"所致。此时,骨钙减少,而血钙和软组织中的钙却增加了,软组织中钙过多会造成结石、高血压、动脉硬化和老年性痴呆。而长期补钙,增加人体钙的吸收,可刺激血钙自身的稳定,最终降低血液和软组织中钙的含量,减少结石的发生。

长期补充活性维生素 D 和钙剂的病人,可定期检查血钙和尿钙量,以防高钙血症的发生。事实上,不伴有其他特殊疾病的人,只要按常规剂量补充活性维生素 D 和钙剂,发生高钙血症的可能性很小。

十、人生补钙任重而道远

(一)儿童期多晒太阳及食物补钙

晒太阳是补充维生素 D 最有效,方便和经济的方法,婴幼儿每天从天然食物中摄取的维生素 D 不能满足他们发育的需要,因此口服维生素 D 量应适当增加。

许多母亲认为,孩子应该在出生之后半个月到一个月再开始补钙。其实这种观点是不科学的。因为胎儿出生之后脐带被剪断,母体与胎儿之间的营养通道也就此中断了,可小儿的生长发育仍在继续,因而每天都缺少不了对钙的需求,所以正确的做法是在出生后第三天就开始补钙和维生素 D。

过去的观点是1～10岁儿童每天补充800毫克钙是足够了，但最近美国国立卫生研究院的研究表明：6～10岁儿童摄取钙超过800毫克，更能加速骨骼的生长。此外，这一时期缺乏钙还能延迟牙齿珐琅质的形成和加速龋齿的生成。

有的男孩在做屈伸活动时关节会有弹响声，那是因为他们韧带较薄弱，关节窝浅，关节周围韧带松弛、骨质软。随着年龄增大，韧带变得结实，肌肉发达了，这种关节弹响声就会消失，不影响孩子的正常发育，也不需要特殊处理。骑童车，是这一阶段男孩锻炼身体的好方法，适当、科学的锻炼，可促进幼儿骨骼和肌肉的发育。

（二）青春期需要的钙比成年人还多

青春期正是人类生长发育的第二高峰期（第一高峰期为婴儿期），尤其在12～15岁阶段生长更快，每年体重可增加4～5千克，身高增长6～8厘米。一般青春期男性身高每增加1厘米，体内平均钙量要增加20克。

让青少年每天喝1瓶牛奶。此外，绿叶蔬菜、大豆和豆制品、芝麻酱、小鱼、小虾、海带、紫菜中都含有丰富的钙，尤其是虾皮含钙量最高，100克虾皮中含钙2 000毫克，应多选用这些食物以补充钙。

忌过多的磷。如碳酸饮料、可乐、咖啡、汉堡包、比萨饼、小麦胚芽、动物肝脏、炸薯条等。

忌补钙不补镁。坚果、黄豆、瓜子、黑麦、小米和大麦、海产品等都富含镁。

忌大鱼大肉。应该把含钙高的食物与维生素C一起服用。

提倡荤素平衡搭配。一份高钙膳食的餐谱：

牛奶：500毫升牛奶含钙约600毫克，还含有多种氨基酸、乳酸、矿物质及维生素。

大豆：500克豆浆含钙120毫克，150克豆腐含钙高达500毫克。

海带：25克海带含钙300毫克。

虾皮：25克虾皮含钙500毫克，还含有丰富的碘，含钙量极高。

(三)25～35岁是补钙的关键时刻

男性的骨密度一般在30岁左右达到最高峰（称为骨峰值），以后随着年龄增大，骨内钙会逐渐丢失，骨密度慢慢下降，最后可能出现骨质疏松。骨峰值越高，老年时患骨质疏松的危险性就越小，而骨峰值的高低主要取决于这段时期摄入钙量是否丰富。

这一峰值对人体钙的营养，以及骨骼与牙齿的健康非常关键。吸烟会增加血液酸度，使骨质溶解；酗酒可导致溶骨的激素分泌增加，使钙质从尿液中丢失，还是尽量控制烟酒吧。

最近的研究证明，如果这时期每天补充钙1 200毫克或更多，则可以使钙在骨骼中沉积更多，使骨密度峰值更高，这时钙的阈值为每日1 200～1 500毫克。因此，对20岁到30多岁的青年人，骨密度增长到峰值时，可以补充钙1 200～1 500毫克。

(四)40～50岁补钙要补得巧

人到中年,绝大多数男人都会缺钙,这是生理现象使然。

人体自30岁左右骨峰值过后,每日亏损30～50毫克的钙质,每年的丢失量可高达1％以上,到了50岁,骨的总重量比起骨峰值时平均减少30％。

防止男人的钙流失,均衡饮食是关键。首先,维持骨骼健康,除了钙质外,还需要许多其他矿物质的协助,如磷、镁、钾、锌、铁等。此外,蛋白质、糖类等常量营养素的摄入,也可以维持人体的代谢平衡,有利于骨骼健康。

饮食中盐的摄入量是钙排出量多寡的主要决定因素。盐的摄入量越多,尿液中钙的排出量也越多,而且盐的摄入量越多,钙的吸收越差。因此,适当减少盐的摄入对骨质有很好的益处,少吃盐对钙实际起到了"不补之补"的作用。人过60岁:食补>药补。

(五)老年人需从食物中补钙

老年男性54.2％有骨质疏松,患骨质疏松容易骨折,城市老年人骨折发生率高达20.1％。往往发生在久坐后突然起立,或夜间起床时意外摔倒,因此老年人必须注意安全防骨折。这一时期,破骨细胞大大多于造骨细胞,是人从骨骼的银行里取骨的时候。

老年男性补钙最好是从食物中摄取。含钙较多的食物有牛奶、鸡蛋、猪骨汤、鱼虾、黄豆、萝卜缨、芹菜、韭菜等。但是,补钙时千万莫忘食醋,食醋可使骨头强度增加,醋与食物中的钙能产生化学反应,生成既溶于水又容易被人体吸收的醋酸钙,所以日常可在食物中加点醋。

一般情况下,老年人每天至少应保证250毫升的牛奶,多喝牛奶比口服钙片更易于钙吸收,也减少了对胃肠的刺激,并能有效维持体内的酸碱平衡。

〔专家提醒〕 终生足够的钙摄入对预防原发性骨质疏松极为重要。研究表明,生命前期(包括儿童期、青春期和成年早期),足够的钙摄入能获得最佳峰骨量,进而减少生命后期发生骨质疏松的危险性;绝经后妇女增加钙摄入,能减缓骨钙丢失,进而减少骨密度降低到骨质疏松水平的危险。现已认识到,对于绝经后和老年妇女,只要长期补钙,而不论患者年龄、亦不论钙剂的种类,都可在不同程度上通过抑制骨吸收来减少骨丢失和骨折的危险性。补钙对骨骼的益处,在低钙摄入者、绝经时间较长者、对肢体骨以及与维生素D联用者更为明显。

十一、制约骨质疏松治疗的四大难题

随着科学发展,骨质疏松已成为可防可治的疾病。而且只要坚持治疗,骨质疏松患者已经丢失骨量的一半都可以找回来,骨折率可减少60%～70%;骨痛可以明显缓解,甚至消失。目前我国存在四大问题制约了骨质疏松的防治:

(一)病人的求医意识淡薄

很多人认为,骨质疏松是自然老化的结果,没办法治疗。

其实只有一部分老年人会患骨质疏松，所以它是疾病，不是自然生理现象，而且这部分人是可以预防和治疗的。

例如，68岁的吴大妈驼背，两年前已经两次腰椎骨折。一次是感冒咳嗽导致腰椎骨折，腰痛得直不起来；另一次是在打开家里的窗门时发生腰椎骨折。每次骨折吴大妈都痛得卧床3个多月，吓得连家门都不敢出，害怕开关家里沉重的铁门也会引起骨折。经过骨密度检查，吴大妈被诊断为严重骨质疏松。近两年吴大妈坚持在补钙的基础上加用骨吸收抑制药治疗，骨密度明显升高，活动自如，生活质量大大改善，感冒咳嗽时再也不会腰痛和骨折了。

（二）医生的重视程度不够

长期以来，不同专业的医师对骨质疏松的认识程度并不一样，对病人的解释和处理也不同，一定程度上造成了人们对骨质疏松认识的不足。此外，除了内分泌科、妇科和老年科等与该疾病密切相关的专科外，大多数医生对骨质疏松都不够重视。特别是对一些因严重骨质疏松发生骨折的患者，医生、患者家属除了要重视骨折的处理外，还要重视骨质疏松的治疗，否则就会遭受再次骨折的厄运。

（三）科普宣传工作不到位

提起骨质疏松的预防，人们的第一反应往往是补钙，这多是钙剂生产厂家片面强化宣传的结果。诚然，钙和维生素D是增加和保持骨量不可或缺的基本营养成分，但骨质疏松的防治绝不仅仅是补充钙剂这么简单。由于科普宣传工作做得太少,大众对骨质疏松缺乏正确认识。

(四)未引起全社会的重视

近年来许多研究材料证明,通过采取综合预防措施,骨质疏松的预防是有效的。主要表现在:一是可以有效地降低骨质疏松的发病率,有材料介绍,从年轻时开始给予合理营养,可使骨质疏松发生减少 50%;二是可以推迟发生骨质疏松的年龄,或是延缓病情发展;三是可以减轻症状和并发症发生。特别是骨折的发生。现有的预防措施虽然不能完全防止骨质疏松的发生,但对提高人们的生活质量,延长寿命是十分有意义的。

当前对骨质疏松的防治还没有真正引起全社会的重视,群众缺乏防治骨质疏松的知识,许多医疗机构和许多医务人员不关心,投入的力量不足等。因此,要做好预防工作,提高预防效果,其关键是:首先要提高全社会对骨质疏松危害人体健康,特别是危害中老年人健康的认识,让大家都来重视和关心骨质疏松的预防工作;二是要通过各种形式,如电视、广播、报纸、科普读物等进行宣传,普及骨质疏松防治知识;要强调预防为主,防治结合,这是做好预防工作的基础;三是各级医疗机构和医务人员要进一步开展骨质疏松的研究工作,在尽可能的条件下增加人力、物力,结合我国实际情况,尽快提出一套切实可行的防治措施,提高骨质疏松的预防水平。

十二、骨质疏松性骨折治疗乏力

专家对一组平均年龄 68 岁的 94 名离退休人员进行健康调查,骨质疏松发病情况,其中女性 71 名,男性 23 名。令人震惊的是,骨质疏松的 94 人中已有 45 人曾发生过骨折,占 48%;其中发生过 2 次骨折的有 4 位,反复骨折 3 次的有 3 位;在 3 名股骨颈骨折者中,有 2 名在骨折愈合后,失去了独立生活自理的能力,终生需别人照顾。在这些骨折者中,女性只有一半曾用过抗骨质疏松的药物,男性仅有 14% 进行过治疗

据分析,骨质疏松之所以在老年人中如此肆虐,发生率如此之高,治疗率如此之低,这与人们对骨质疏松的危害认识不足,治疗不给力等因素有关。

(一)检查不普及

本调查的对象平均年龄在 68 岁高龄。随着年龄的老化,骨质疏松的发病率及骨折的风险会增加。据报道,85%的骨折发生在 60 岁以后,我们的高龄老人是骨质疏松的高危人群,由于骨质疏松起病隐匿,轻症者有 50% 人可无症状,易被忽略。因此如何在这些高危人群中发现病人,以便及早诊断,及时治疗,以防止骨折特别是第一次骨折的发生十分必要,因为如果出现第一次骨折后,就容易发生再次骨折。目前,双能 X 线骨密度仪(DXA)进行骨密度检查是国际上公认的早期诊断骨质疏松的金指标,不仅可测骨密度,

同时可预测骨折的风险,与测量血压可预测脑卒中的风险、检查血脂可预测心肌梗死风险一样具有价值。在某些国家,年龄大于 65 岁的老人都要进行常规的骨密度检查,以及时发现骨质疏松症病人,积极治疗以预防骨折的发生。在这些参加调查的老年人中,70%做了骨密度检查,这与多年的健康教育有关。但男性与女性被检查人数差距较大,男性仅26%的人被检查过,这与我们把防治重点放在妇女中有关,今后对高龄男性也应加强防治骨质疏松的宣教。

(二)认识多误区

在不少的调查对象中,认为骨质疏松就是骨头缺钙,以检查血钙是否降低作为诊断骨质疏松的依据。实际上,由于绝经和年龄老化引起的骨质疏松是由于内分泌的变化,如雌激素的减少,维生素 D 的合成和活化降低,钙的摄入和吸收的减少等,致使破骨细胞异常活跃,使骨头溶解、吸收,量骨快速流失和骨的微结构遭到破坏,使坚硬的骨头变得疏松、多孔,因此极易发生骨折。但这些骨质疏松的病人即使已发生骨折,其血钙仍维持正常。曾有一位老人已发生腕部骨折,但她却认为已检查血钙是正常的,因此自认为不存在骨质疏松,未进行治疗。真是身在病中,全然不知。

(三)治疗不给力

由于以上的错误认识,也造成治疗上的不给力,既然骨质疏松是"骨头缺钙",那么只需市场上买些钙品吃就行了。其实,单纯补钙的效果是不理想的。须知钙是骨质疏松治疗中基本的必需营养素,它虽能减少骨量流失,但不能有效防止骨折的发生,所以不能单独用于治疗骨质疏松,只有与治疗骨质疏松的药物联合应用,才能发挥作用,否则就会延误病情,导致骨折或再次骨折的发生。那些已发生重度骨质疏松(即已发生骨折)者,必须进行正规的药物治疗,这样才能使再次骨折的风险降低。

(四)不了解骨质疏松性骨折的特点

骨质疏松病人常不需要通过创伤、外力发生骨折,日常生活中的弯腰、穿袜、穿鞋、扫地、起床等动作就可发生骨折,较多的是胸椎或腰椎压缩性骨折。这些病人常因骨折感到腰背部痛,不少人误认为腰肌劳损而未去就医;有的因剧烈疼痛急诊就医,甚至 X 线片已报告为"椎体楔形变(即椎体压缩性骨折后已变形)",一些医生也不认识,反而告诉病人没有碰、没有撞哪来的骨折,常见的医嘱是:保守疗法,卧床3 个月,服镇痛药,并告知"没有什么药物可用"。要知道,这类病人如经过较长时间的卧床、制动;又不给予药物的治疗,将会出现快速骨量丢失。曾有研究报道,这种制动后一周的骨量丢失相当正常人一年的骨量丢失量,使病人雪上加霜,不少人就是在保守治疗后没多久又发生再次骨折。

第五章　骨质疏松的饮食调养

我们的身体需要维持一定的矿物储备以保证骨骼的强壮,钙是构成和维持骨结构的主要元素,约占骨重量的67%。同时,骨骼也是身体最大的钙储备基地。当血液中的钙远低于正常水平时,骨骼内的钙质会释放出来,维持心脏、肌肉、神经等器官正常活动。这时就需要通过饮食补充骨钙的丢失。良好的营养对于骨质疏松的治疗具有重要意义,包括足量的钙、维生素 D、维生素 C 及蛋白质。营养疗法的目的是通过补充钙、磷和维生素 D 有效防治骨质疏松。以补钙为中心的营养疗法是治疗骨质疏松最基本的疗法。

一、骨质疏松的营养疗法原则

在营养因素中,钙、磷和蛋白质是骨质重要组成成分,尤其是钙在许多食物含量较低,牛乳及其制品饮食常不能满足人体需要;而维生素 D 在钙、磷代谢生理内稳机制上发挥重要调节作用,在某些特定人群也易缺乏,故这些营养素摄入与骨质疏松发生有密切关系。

1.多吃富含钙食物　老年骨质疏松病人每日摄入钙应在1 000～1 500 毫克。欧美学者们主张钙摄入量成年人为每日 800～1 000 毫克。围绝经期后的妇女和老年人,每日钙的摄入标准更高,为1000~1500毫克。65岁以后男性及其他具有骨质疏松危险因素的病人,推荐钙的摄入量为1 500毫克/日。含钙量高的食物有排骨、脆骨、虾皮、海带、牛奶、核桃,还有鸡蛋、鱼、瘦肉、新鲜蔬菜等。

2.注意钙磷比值 骨质疏松时,骨盐之主要成分磷酸钙减少,故需及时补充膳食中的钙量。然而,有的人并不能很好地吸收食物中的钙,其主要原因在于食品中的钙磷比例失调。钙磷比值应以1~1.5:1为好。适当摄入磷保证每天1~1.5克的摄入,但不能过高。近年来,多数年轻人善饮富磷酸的果汁,由此造成钙在肠内不能吸收而随大便排出。结果可能还是减少了钙的吸收量。

3.补充足量的微量元素 补钙同时,补充微量元素锌和铜比单纯补钙效果好。氟对骨骼和牙齿形成有重要作用。氟化物对原发性骨质疏松治疗范围是每天吸收10~20毫克氟。

4.补充脂溶性维生素 活性维生素 D_3 对骨健康作用是双重的,补充足够维生素 D,不仅可以提高骨密度,也可提高骨强度。注意在补充维生素 D 的同时适当增加日光浴,可增强钙的吸收能力;同时可增加富含维生素 D 的膳食。维生素 D 的摄入量为400~800单位/日。

维生素 A 参与骨有机质胶原和黏多糖的合成,对骨骼钙化有利,饮食不足时应再额外补充维生素 A。

5.摄取适量的蛋白质 蛋白质不足可能是导致营养不良儿童出现骨骼生长迟缓和骨质量减少的重要病因。充足的蛋白质可增加钙的吸收和储存,对防止和延缓骨质疏松有利。

〔小贴士〕

骨质疏松病人一日饮食举例

早餐:豆浆 250 毫升,富强粉馒头 50 克。

午餐:猪肉煮黄豆(瘦肉 50 克,黄豆 50 克),豆腐虾皮汤(豆腐 100 克,虾皮 10 克),米饭(大米 150 克)。

下午:橘子 200 克。

晚餐:芹菜炒鸡肉(鸡肉 100 克,芹菜 40 克),炒空心菜(空心菜 150 克),米饭(大米 100 克)。

睡前:牛奶 250 毫升。

全日烹调用油 18 克。

合计:蛋白质 81 克,糖类 285 克,钙 1 340 毫克,总热量 1 720 千卡。

二、骨质疏松病人的合理饮食

中国有句俗语:药补不如食补。因此,在很多人的潜意识里都从平常的一日三餐去合理调配食物,进行食补,以求能塑造一个健康的身体。科学饮食是防治骨质疏松的有效方法之一。合理饮食是不错的治疗方法,饮食结构平衡合理有助于保持骨的质量。

(一)骨质疏松病人适宜的饮食

1.主食和豆类食品 主食有面粉、大米、杂粮等。豆类如黄豆、毛豆、扁豆、蚕豆、豆腐、豆腐干、豆腐皮、豆腐乳等。

大豆含优质蛋白在 40% 以上;并且有不饱和脂肪酸、钙

及维生素 B_1、维生素 B_2、多种人体必需的氨基酸,以精氨酸及赖氨酸为多,是人体合成蛋白质的重要原料;大豆含有丰富的维生素 E 和大豆角苷,可防止氧化脂质生成,延缓衰老并降低血清胆固醇,防止动脉粥样硬化;大豆中的磷可补充脑的需要,铁、钙含量丰富,可防止贫血和骨质疏松。

大豆是高蛋白食物,含钙量也很高。500 毫升豆浆含钙120 毫克,150 克豆腐含钙高达 500 毫克,其他豆制品也是补钙的佳品。

2. 奶类和奶制品 奶类的含钙量较高且利用率也很高,是天然钙质的极好来源。例如,牛奶、羊奶及其奶粉、乳酪、酸奶、炼乳等,都是对于人体最有效、最安全,同时也是最科学的补钙食品。

半斤牛奶,含钙 300 毫克,还含有多种氨基酸、乳酸、矿物质及维生素,促进钙的消化和吸收。而且牛奶中的钙质人体更易吸取,因此牛奶应该作为日常补钙的主要食品。其他奶类制品如酸奶、奶酪、奶片,都是良好的钙来源。

正常人每天坚持喝 300 毫升左右的牛奶,再配合科学合理的平衡膳食,就可以基本满足对于钙量的需求。乳制品是含钙最丰富的食品,某些绿叶菜和鱼也富含钙。牛奶中还含有丰富的磷,每 100 毫升牛奶中约含有 125 毫克钙,其钙磷比例为 3:1,牛奶中含有蛋白质、乳糖等物质。如果膳食中不含乳制品,就很难达到钙的每日推荐量。如果每天喝 2 杯牛奶(约 480 毫升)就足以达到成年人的钙需要量,儿童需 3 杯,青春期需要 4 杯,老年人需要 3 杯。

由于正确利用钙、磷和维生素 D,需要钙、磷比值范围是

1～2：1之间,婴儿为 1.5：1,1 岁后至终生为 1：1,故牛奶的钙、磷比值较适中,可使钙、磷等物质充分吸收。

为了更好地使牛奶中的钙成分吸收,应该每天在喝奶的同时增加身体活动量,这样会收到更好的效果。

3.肉、蛋类和水产品 骨质疏松病人需要供给充足的蛋白质,蛋白质是组成骨基质的原料,可增加钙的吸收和储存,对防止和延缓骨质疏松有利,如奶中的乳白蛋白,骨头里的骨白蛋白,核桃中的核桃白蛋白,蛋类的白蛋白,都含有弹性蛋白和胶原蛋白,维生素 C 对胶原合成有利。可选用瘦肉、羊肉、猪脑、鸡肉、鸡蛋、鹌鹑蛋、鸭蛋、松花蛋、猪肉松等。

常吃水产品,如鲫鱼、鲤鱼、鲢鱼、泥鳅、虾、虾米、虾皮、螃蟹、蛤蜊、海参、田螺等。也可以加用适量的鱼肝油,但须注意不能过量摄入。

鱼肉中含有丰富的氨基酸,可促进人体蛋白质、酶、激素的合成,构成机体活动和调节的物质基础;鱼还含有磷、硒、钙等人体必需的矿物质,可延缓衰老,防止骨质疏松发生。因此中年期要注意多吃鱼,每周至少要有 2～3 餐鱼类及其他水产品(如虾、蟹)饮食为好。

动物骨头里 80% 以上都是钙,但是不溶于水,难以吸收,因此在制作成食物时可以先敲碎,加醋后用文火慢煮。吃时去掉浮油,放些青菜即可做成一道美味鲜汤。鱼骨也能补钙,但要注意选择合适的做法。干炸鱼、焖酥鱼都能使鱼骨酥软,更方便钙质吸收,而且可以直接食用。

4.新鲜蔬菜 蔬菜中有许多高钙的品种。雪里蕻 100克含钙 230 毫克。小白菜、油菜、茴香、香菜、芹菜等每 100

克钙含量也在 150 毫克左右。像白菜、苋菜、花椰菜、芹菜、紫菜、油菜、青椒、西红柿、西蓝花、黄瓜、白萝卜缨等,都是含较多钙质的食物,平日应多摄取。这些蔬菜每天吃 250 克就可补钙 400 毫克。

5.水果和干果 骨质疏松病人可以适当地吃一些水果和干果之类的食品。水果如含维生素 C 的苹果、香蕉、猕猴桃、橘子、柠檬、枇杷等。干果和果仁富含丰富的油脂、维生素、矿物质和大量钙质,有抗衰老作用,常吃能促进骨骼健康、增强体质。另外,坚果中含有的蛋白质和其他营养物质也对建立强壮的骨骼有益。这类食品包括黑枣、杏脯、橘饼、桃脯、杏仁、山楂、葡萄干、胡桃、西瓜子、南瓜子、花生、莲子等。杏仁、花生、松子、葵花子、开心果、芝麻等都属于高钙食物。花生、杏仁含有的钾,有利于减少尿液中钙的流失。

6.菌类食物 如香菇、蘑菇、木耳、银耳等含有多种氨基酸,单糖、双糖、多糖及维生素 B_1、维生素 A、维生素 D 和微量元素等,能够提高机体抗病毒、抗血栓形成及防止动脉硬化和抗癌的能力。菌类食物还有助于消化功能,对消化不良、食欲缺乏有所帮助。所以,经常吃些菌类食物,对中老年人来说是必要的。

7.藻类 紫菜、海带等藻类食物,含有藻胶酸、海带氨酸、钾、磷、钙和胡萝卜素、维生素 B_1、维生素 B_2、维生素 C、维生素 P 及多种氨基酸,具有软化血管,预防冠心病、脑动脉硬化、肿瘤和老年痴呆等作用。藻类食物中还含碘,可预防碘缺乏症,有利于能量代谢。

海带和虾皮是高钙海产品,每天吃上 25 克,就可以补钙

300毫克,还能够降低血脂,预防动脉硬化。海带与肉类同煮或是煮熟后凉拌,都是不错的美食。虾皮中含钙量更高,25克虾皮就含有500毫克的钙,所以用虾皮做汤或做馅都是日常补钙的不错选择。

〔专家提醒〕 其实骨质疏松病人什么都可以吃,关键是要丰富、有营养。对海产品易过敏者要小心食用。

(二)骨质疏松应该补充微量元素

微量营养素是构成骨骼并维持其代谢与功能的物质基础之一。这些营养成分的过量、缺乏或不平衡,都可导致骨骼组织的代谢失调、结构发生改变,导致骨质疏松或软化。在骨质疏松的治疗中,注意补充微量元素,有利于维持峰值骨密度,减少随增龄而出现的骨量丢失,延缓骨质疏松的发展,各种营养物质均需保持相对稳定,且根据骨代谢的特点增减适度,否则不利于维护骨组织健康,进而很容易加重骨质疏松。

1.镁 镁是体内常量元素中含量最少的,它参与形成骨盐,当钙不足时,镁可略微代替钙,但如摄入过多反而抑制骨骼的正常钙化。镁是一些酶系统的激活剂,有助于骨胶原的合成和骨盐的沉积。镁是维持正常骨髓健康非常重要的矿物质,可以减少钙的流失。硬水及一些植物性食品如玉米胚、麦麸麦胚、芝麻酱、杏仁、松子仁、核桃、花生、大豆含镁较多,小米、大米、面粉、绿叶菜也含镁,动物性食品及油脂中镁的含量较低。镁的良好食物来源,包括香蕉、杏、桃、咖喱粉、麦糠;种子食物如谷物、坚果类和豆荚;还有海产品、干香菇和绿叶蔬菜等。

2.氟 氟是维持骨骼生长与代谢的必需微量元素之一。低氟地区居民骨质疏松发病率高,临床资料证明:补充氟和钙可促进骨细胞增殖,增加骨的形成,阻止骨量的继续丢失,也减少骨折的发生率,对老年性骨质疏松有防护作用。茶叶含氟最高,适量饮茶有助于预防骨质疏松。不过氟摄入过多或不足都有害。

3.锰 人体内含锰最多的部位是骨骼。骨细胞的分化,胶原蛋白的合成都需要含锰的金属酶进行催化。茶叶、坚果、粗粮、干豆类含锰较多。偏食精白米面、肉类者锰的摄入量低。

4.锌 锌是参与许多酶系统的活动,缺锌则抑制骨骼的生长,影响骨骼发育。含锌较多的食物有海产品、牡蛎、动物的胰脏、肝脏、肉类、干豆、谷子、粗粮、坚果类等。

5.铜 铜是合成骨组织中胶原蛋白的辅助因子。缺铜使胶原蛋白或弹性蛋白的稳定性减弱,矿物质不能沉积其中而出现骨质疏松的病变,甚至发生自发性骨折。动物肝脏、肉类、牡蛎、芝麻、荠菜、菠菜、大豆等含铜较多。

6.硼 硼是维持正常骨髓健康非常重要的矿物质,可以升高血液中雌激素的含量,这些均可以避免钙流失。含硼的食物很普通,如干果、豆类、叶状蔬菜及水果中都含有较丰富的硼元素。尤其是苹果、梨和葡萄。根据计算,只需吃2个苹果和25克的花生,就能得到3毫克的硼。成年人安全适中的硼摄入量为每天4～5毫克。

〔小贴士〕

骨质疏松烹调小顾问

◇烹调方法相当重要,一些蔬菜如菠菜、苋菜等,含有较多的草酸,影响钙的吸收。如果将这些菜在沸水中焯一下,滤去水再烹调,可减少部分草酸。再则谷类中含植酸酶,可分解植酸盐释放出游离钙和磷,增加利用率。

◇植酸酶在 55℃ 环境下活性最高,为了增加植酸酶的活性,可以先将大米加适量的水浸泡后再洗,在面粉、玉米粉、豆粉中加发酵剂发酵并延长发酵时间,均可使植酸水解,使游离钙增加。

◇豆浆需要反复煮开 7 次,才能够食用。而豆腐则不可与某些蔬菜同吃,比如菠菜。菠菜中含有草酸,它可以和钙相结合生成草酸钙结合物,从而妨碍人体对钙的吸收,所以豆腐及其他豆制品均不宜与菠菜一起烹制。但豆制品若与肉类同烹,则会味道可口,营养丰富。

◇豆腐煮鱼,不仅味道鲜美,经济实惠,而且还可预防骨质疏松、小儿佝偻病等缺钙现象。这是因为豆腐中含有大量钙元素,若只吃豆腐,人体对钙的吸收率会比较低,但与富含维生素D的鱼肉一起食用,就可大大增加人体对钙的吸收与利用。

◇一般的熬汤方法极难将骨中钙盐溶解,对人体钙营养补充毫无意义。但改用醋加入骨头熬汤,钙含量明显增加,高于鲜牛奶中的钙含量。这是因为醋可使无机钙盐变成醋酸钙溶解出来,提高骨头汤中钙离子的含量,使其营养价值更高。因此,醋骨汤是含钙量较为丰富的膳食钙源。煲鱼汤的诀窍,则是一定要用热水,因为用冷水会使蛋白质骤然收缩,鱼质纤维变老,水解蛋白析出也变得困难,不利于熬出如牛奶般白润的浓鱼汤。

炖骨头汤时将洗干净的骨头砸开,然后放入冷水中煮。冷水要一次加足,并慢慢地加温,蛋白质才能够充分溶解到汤里,汤的味道会更鲜美。另外,在水烧开后可以加入少许醋,不但增加汤的营养,而且能保存汤中的维生素,还便于肠胃吸收。

(三)骨质疏松病人的饮食禁忌

偏食、吸烟、饮酒、喝咖啡等都是可能导致骨质疏松的生活习惯。骨质疏松病人应该病养成良好的生活方式,放松心情,保持良好的心态,则有助于骨质疏松的治疗。

1.忌吃糖过多 过多食用糖果、点心、水果等食品,摄入糖分过多会影响钙的吸收,使机体缺钙,从而加重骨质疏松,间接地导致骨质疏松。

2.忌过食高蛋白质食物 过多吃瘦肉、鸡蛋、牛奶、豆腐等高蛋白食物,摄入蛋白质多会增加体内钙的流失,促发或加重骨质疏松。根据试验发现,妇女每日摄取 65 克蛋白质,若增加 50%,也就是每日摄取 98 克蛋白质,则每日增加 26 克钙的流失。

3.忌过食高盐饮食 饮食过咸,吃腌菜多,盐的摄入过多,食盐中的某些成分会与钙结合成为不溶性化合物而妨碍钙的吸收;吃盐多也会增加钙的流失,促发或加重骨质疏松。

在实验中发现,每日摄取盐量为 0.5 克,尿中钙量不变,若增加为 5 克,则尿中钙量显著增加。

4.忌常喝咖啡 医学研究表明,嗜好喝咖啡者较不喝者易流失钙。可能是因咖啡中所含的咖啡因有利尿作用,能加速钙盐的排泄。嗜好喝咖啡者较不喝者易流失钙。

研究发现,一组停经患有骨质疏松的女病人中,有 31% 的人每天喝 4 杯以上的咖啡;而另一组骨质正常者中只有 19% 的人每天喝 4 杯以上的咖啡。

5.忌大量饮酒 过量饮酒可影响钙的吸收,所以应限量适度的饮酒。

6.忌长期饮浓茶 经常喝浓茶,茶叶内的咖啡因可明显遏制钙在消化道中的吸收和促进尿钙排泄,造成骨钙流失,日久诱发骨质疏松。

7.忌大量喝可乐 磷是骨骼的必要组成成分,但过量的磷会与血液中的钙结合,阻碍人体对钙的吸收,对骨骼健康造成极大破坏。可乐中磷、糖和咖啡因的含量都非常高,对于易得骨质疏松的人来说是头号大敌。而且,当人体缺乏钙时,会自行调动骨骼中原有的钙,让缺钙问题更加严重。所以,每天饮用可乐不要超过 1 罐。

8.少吃动物肝脏 动物肝脏等脏器往往含有极大量的磷。因此,应禁食高磷酸盐食物添加剂和动物内脏等。

9. 把铝拒之于体外 已有研究显示,铝摄入过量也会引起骨质的流失,因为铝不仅能与磷、钙结合一起进入尿液,还能沉积在骨头里,引起软骨病(骨软化)。因此请尽量少服用作为补钙药物的含铝抗酸药。

10.忌用各种利尿药 如氯噻嗪、氯噻酮和呋塞米等。

此外,抗癫痫药、甲状腺旁素、可的松类药物,可直接或间接影响维生素 D 的活化,加快钙盐的排泄,妨碍钙盐在骨内沉淀。因此,骨质疏松病人必须严格禁止使用上述药物。如因别的疾病需要用,也必须在医师的指导下用药。

三、骨质疏松的食疗方

中医学认为,肝主筋,肾主骨,肝肾不足,筋骨失养,宜得骨质疏松。补肝益肾可选用下列药膳食疗方。

木樨豆腐鱼

配方:鳙鱼(或鲢鱼、鲑鱼亦可)1 尾(约 500 克以上),豆腐 200 克,鲜草木樨叶 15 克,食盐、油各适量。

制法:①将鲜草木樨叶洗净,切成丝备用。②鳙鱼去鳃、鳞、内脏,切成块状。③豆腐切成块,撒食盐。④将锅烧热,加油,下鱼头、鱼肉块略炒,加水适量煮沸,撇去浮沫,加入豆腐,煮熟后,加入鲜草木樨叶,即起锅食用。

功效:健脾补肾,壮骨补钙。鳙鱼(又名胖头鱼),连鱼头食用,有健脾补肾功效。鱼头富含卵磷脂有补脑补肾作用,鱼肉除含优质蛋白质外,还富含有钙、镁、锰矿物质。中医学认为"肾主骨",补肾即可补骨。钙、镁都有成骨作用。豆腐除含优质植物蛋白外,更富含有钙,仅次于含钙丰富的牛奶。草木樨(又名马苜蓿)含钙极高。一般的钙片不易被人体吸收,本膳所含的钙为有机钙,且有镁、锰协助,易被人体吸收。

糖醋排骨

配方:猪排骨 750 克,葱、姜、蒜末共 5 克,食盐 1 克,味精 1 克,料酒 10 毫升,酱油 10 毫升,白糖 50 克,醋 25 毫升,水淀粉 10 克,植物油 500 克(实耗 20 克)。

制法:①将排骨剁成 5 厘米长的段,入沸水中略烫捞出,用沸水冲去血沫备用。②炒锅置上,加入植物油,烧至六成热时,放入排骨,炸至肉熟捞出。③炒锅洗净,加入少许植物油,烧至五成热时,放入葱、姜、蒜炒出香味,加入料酒、酱油、白糖、醋、食盐、味精和 200 毫升水,烧沸后放入排骨,用小火烧 10 分钟,改用旺火,放入水淀粉勾芡,淋入少许油翻匀即成。

功效:补肾壮骨,填精生髓。醋是酸味食物,不仅去除异味,还能使排骨中的钙溶出;排骨中的钙含量较高,在酸性环境中,钙与蛋白质在一起,最容易被吸收,可以用小火长时间焖炖,使排骨中钙的溶出较完全。

五香酥鲫鱼

配方:新鲜鲫鱼 10 条(约 800 克),葱丝 20 克,姜片 10 克,蒜片 10 克,食盐 2 克,味精 1 克,酱油 20 毫升,醋 50 毫升,料酒 40 毫升,五香粉 10 克,胡椒粉 1 克,白糖 5 克,植物油 500 克(实耗 50 克)。

制法:①鱼去鳞、鳃和内脏后洗净。②炒锅置中火上,加入植物油,烧至七成热时,放入鱼煎炸,待浮于油面时捞出。③炒锅内留少许油,烧热后放入葱、蒜、姜炝锅,待出香味后,烹入料酒、酱油、醋,添入 750 毫升水,放入鲫鱼、五香粉、食盐、味精、胡椒粉、白糖,烧沸后改用小火慢烧,待鱼烧至酥嫩后把汤汁收稠,盛入盘中即成。

功效:和胃健脾,促进食欲。鲫鱼含钙较高,且易被人体吸收,用醋酥化的鲫鱼,鱼骨头都能入口化渣利于吸收,可谓事半功倍。

芝麻核桃仁粉

配方:黑芝麻 250 克,核桃仁 250 克,白糖 50 克。

制法:将黑芝麻拣去杂质,晒干,炒熟,与核桃仁同研为细末,加入白糖,拌匀后瓶装备用。每日 2 次,每次 25 克,温开水调服。

功效:滋补肾阴,抗骨质疏松。黑芝麻滋补肝肾,为延年益寿佳品。近代研究证实,芝麻含有大量的钙、磷、铁等矿物质及维生素 A、维生素 D、维生素 E,所以有良好的抗骨质疏松作用。核桃仁补肾强腰,从营养学角度分析,核桃仁中所含的钙、磷、镁、铁等矿物质及多种维生素均可增加骨密度,延缓骨质衰老,对抗骨质疏松。

黄豆芽炖排骨

配方:黄豆芽 500 克,排骨 1000 克,山药 250 克,食盐、味精各适量。

制法:将排骨洗净、剁块,加山药以高压锅蒸熟后,取出煮沸,放入黄豆芽,煮熟后,调入食盐、味精服食。

功效:补肾壮骨,填精生髓。

猪骨炖海带

配方:猪排骨1000克,猪大骨2000克,海带250克,枸杞子10克,葱、姜、花椒、食盐、米醋、味精、料酒各适量。

制法:将猪骨洗净,排骨剁块,大骨捶破,海带洗净,同入高压锅中。加清水适量及葱、姜、花椒、食盐、米醋、料酒,文火蒸烂后,调入味精服食。

功效:补肾壮骨,强腰益精。

猪肾煮核桃

配方:猪肾(切块)2个,核桃仁50克,黑豆100克,调味品适量。

制法:上3味加水约3000毫升,加调味品同煮至熟烂,分早晚2次服食。

功效:强筋壮骨,补肾益精。适用于年老手足抽筋,腰痛不已,四肢关节不利,夜尿频数,疲乏倦怠等。

黄豆核桃鸡

配方:鸡肉750克,黄豆、核桃各50克,调料适量。

制法:将鸡肉洗净、切块;黄豆泡软;核桃取仁一同放气锅中,加葱白、姜末、食盐、料酒等,加水至八成满,文火蒸约2小时取出,加胡椒粉服食。

功效:补肾益精。

姜附狗肉煲

配方:熟附子6克,狗肉250克,干姜少许。

制法:将狗肉洗净,切块,红烧至半熟后,加入附子、干姜煨烂,调味后食用。

功效:温肾壮阳,益气补虚。适用于肾阴虚的骨质疏松病人。

猪脊骨羹

配方:猪脊骨(洗净剁碎)1具,枸杞子6克,甘草10克。

制法:将2味中药用纱布包好,与猪脊骨一同放入锅中,加水适量,用小火炖煮4小时即可。分顿服食,以喝汤为主,并可吃肉及枸杞子。

功效:强骨益精。适用于糖尿病型骨质疏松病人。

豆腐鸡蛋虾皮汤

配方:猪骨汤1 000毫升,豆腐2块,鸡蛋1个,虾皮25克,山药片50克,调料适量。

制法:将鸡蛋去壳,加清水及食盐搅匀蒸熟;豆腐洗净切块。锅置火上放植物油烧热后,下入葱、蒜略炒,而后调入猪骨汤、虾皮,待沸后,将蒸蛋以汤匙分次舀入,再加豆腐、山药,调入食盐、味精等煮沸即成。

功效:补肾壮骨。

黄豆猪骨汤

配方:鲜猪骨 250 克,黄豆 100 克。

制法:黄豆提前用水泡 6～8 小时;将鲜猪骨洗净,切断,置水中烧开,去除血污;然后将猪骨放入砂锅内,加生姜20 克,黄酒 200 毫升,食盐适量,加水 1 000 毫升,经煮沸后,用文火煮至骨烂,放入黄豆继续煮至豆烂,即可食用。每日1 次,每次 200 毫升,每周 1 剂。

功效:鲜猪骨含天然钙质、骨胶原等,对骨骼生长有补充作用。黄豆含黄酮苷、钙、铁、磷等,有促进骨骼生长和补充骨中所需的营养。此汤有较好的预防骨骼老化、骨质疏松作用。

桑椹牛骨汤

配方:桑椹 25 克,牛骨 250～500 克。

制法:将桑椹洗净,加酒、糖各少许蒸制。另将牛骨置锅中,水煮,开锅后撇去浮沫,加姜、葱再煮。见牛骨发白时,表明牛骨的钙、磷、骨胶等已溶解到汤中,随即捞出牛骨,加入已蒸制的桑椹,开锅后再去浮沫,调味后即可饮用。

功效:桑椹补肝益肾;牛骨含有丰富钙质和胶原蛋白,能促进骨骼生长。此汤能滋阴补血、益肾强筋,尤其适用于骨质疏松、围绝经期综合征等。

虾皮豆腐汤

配方:虾皮 50 克,嫩豆腐 200 克。

制法:虾皮洗净后泡发;嫩豆腐切成小方块;加葱花、姜末及料酒各适量,油锅内煸香后加水烧汤。

功效:虾皮每 100 克钙含量高达 991 毫克,豆腐含钙量也较高,常食此汤对缺钙的骨质疏松病人有效。

猪皮续断汤

配方:鲜猪皮 200 克,续断 50 克。

制法:鲜猪皮洗净去毛、去脂、切小块,放入蒸锅内,加生姜 15 克,黄酒 100 毫升,食盐适量;取续断煎浓汁加入锅内,加水适量,文火煮至猪皮烂为度,即可食用。每日 1 次,分次服。

功效:猪皮含丰富的骨胶原蛋白,胶原蛋白对人体的软骨、骨骼及结缔组织都有重要作用。续断有强筋健骨,益肝肾等作用。此粥有利于减轻骨质疏松引起的疼痛,延缓骨质疏松的发生。

萝卜海带排骨汤

配方:排骨 250 克,白萝卜 250 克,水发海带 50 克,黄酒、姜、食盐、味精各适量。

制法:排骨加水煮沸去掉浮沫,加上姜片、黄酒,小火炖熟。熟后加入萝卜丝,再煮 5~10 分钟,调味后放入海带丝、味精,煮沸即可。

功效:清热养阴,宽胸解郁。

排骨豆腐虾皮汤

配方:猪排骨 250 克,北豆腐 400 克,鸡蛋 1 个,洋葱 50 克,蒜 1 瓣,虾皮 25 克,黄酒、姜、葱、胡椒粉、食盐、味精各适量。

制法：排骨加水煮沸后去掉浮沫，加上姜、葱段、黄酒，小火煮熟。熟后加豆腐块、虾皮煮熟，再加入洋葱和蒜瓣，煮几分钟熟后调味，煮沸即可。经常食用。

功效：强筋壮骨，润滑肌肤，滋养五脏。

黄芪虾皮汤

配方：黄芪 20 克，虾皮 50 克。

制法：先将黄芪切片，入锅，加水适量，煎煮 40 分钟，去渣，取汁，兑入洗净的虾皮，加水及葱、姜、食盐等调味品，煨炖 20 分钟即成。佐餐当汤服食。

功效：补益脾肾，补充钙质，抗骨质疏松。黄芪擅长益气补脾，近代研究证实，黄芪有雌激素样作用，可有效地防止和减少绝经后妇女因缺乏雌激素而引起的骨丢失。

怀杞甲鱼汤

配方：怀山药 10～15 克，枸杞子 5～10 克，甲鱼 1 只（500 克）。

制法：甲鱼放入热水中宰杀，剖开洗净，去肠脏，与两味中药一起炖熟，加入姜、食盐、酒少许调味，即可享用。

功效：有滋阴补肾，益气健脾的功效。用于阴虚偏盛的骨质疏松病人。

当归羊肉汤

配方：当归 30 克，生姜 15 克，羊肉 200 克。

制法：3 味加水适量共煮至羊肉熟烂，喝汤吃肉，每日 1 剂。

功效:温阳补肾,温经通络。主治脾肾阳虚、寒凝经脉型骨质疏松。

猪血瘦肉豆腐汤

配方:猪血 250 克,猪瘦肉、豆腐、胡萝卜、山药各 100 克,调料适量。

制法:将猪瘦肉洗净、切丝、勾芡;猪血、豆腐切块;胡萝卜及山药切片。同加清水适量煮沸后,调入姜末、食盐等,待熟后调入葱花、味精、猪油各适量,稍煮即成。

功效:可健脾补肾,益气养血。

乌豆猪骨汤

配方:乌豆 20～30 克,猪骨 200～300 克(猪排骨 150～200 克)。

制法:将乌豆洗净、泡软,与猪骨同置深锅中,加水煮沸后,改文火慢熬至烂熟,调味后饮用。

功效:有补肾、活血、祛风、利湿之功效。适用于老年骨质疏松、风湿痹痛等。

猪 皮 汤

配方:猪皮适量。

制法:将猪皮洗净、切块,加水煮开去浮沫,入葱、姜各适量,煮烂熟,加调料食用。

功效:适用于老年骨质疏松、营养不良、贫血等。

鲤鱼汤

配方:活鲤鱼1条。

制法:将鲤鱼去鳞、鳃及内脏,加葱末、姜末、料酒和食盐,稍腌片刻,加水煮至汤白鱼烂,分次饮用。

功效:适用于老年骨质疏松、肾炎水肿、黄疸型肝炎、肝硬化腹水、老年慢性支气管炎、哮喘、糖尿病等。

鲫鱼汤

配方:活鲫鱼1条。

制法:将鲫鱼去鳞、鳃及内脏,加葱末、姜末、料酒、食盐等调料,稍腌片刻,加水煮至汤白鱼烂,分次食用。

功效:适用于老年骨质疏松、肾炎水肿、肝硬化腹水、糖尿病、肠道感染及痔疮、脱肛等。

香菇肉丝豆腐汤

配方:香菇50克,肉丝100克,豆腐250克。

制法:将香菇浸泡后与肉丝同时入锅,加水1 500毫升,微火煮至熟烂后入豆腐及调料,日服1次。

功效:围绝经期妇女,精神萎靡,体倦乏力,面色不华,腰脊酸痛,畏寒怕冷等脾肾阳虚之骨质疏松。

黄豆排骨汤

配方:黄豆100克,猪排骨500克。

制法:将黄豆、猪排骨洗净入锅,加水3 000毫升,加作料同煮。食黄豆、排骨,喝汤,每日1次。

功效:老年手足抽筋,腰酸腿痛,关节疼痛的骨质疏松,亦可作为预防缺钙的长期食用。

发菜豆腐汤

配方:发菜100克,豆腐125克,虾皮5克。

制法:将上3味加水1000毫升,加作料煮汤,每日1次。

功效:长期服用可预防骨质疏松。

羊肉木瓜汤

配方:羊肉100克,苹果5克,豌豆300克,木瓜1 000克,粳米500克,白糖、食盐、味精、胡椒粉各适量。

制法:将羊肉洗净,切成六分见方小块;粳米、苹果、豌豆淘洗干净;木瓜取汁待用。羊肉、苹果、豌豆、粳米、木瓜汁加清水适量入锅,用武火烧沸后转用文火炖,至豌豆熟烂,肉熟,放入白糖、食盐、味精、胡椒粉即成,经常食用。

功效:补中益气,强骨壮筋。

粳米大豆粥

配方:粳米60克,核桃仁20克,大豆25克。

制法:将上3味洗净,加水1500毫升煮粥,每晚服1次。

功效:年老体弱,面色不华,精神不振,四肢关节疼痛等的骨质疏松,或对钙的吸收功能较差者。

首乌粥

配方:大米(或小米)100克,首乌(布包)20克,榛子仁10克。

制法:将上3味加水1500毫升煮粥,每晚服1次。

功效:围绝经期妇女,面部潮红,精神紧张,心烦易怒,头晕耳鸣,腰膝酸楚,四肢关节疼痛,失眠多梦等肝肾亏损型骨质疏松。

羊骨粥

配方:羊骨100克,粳米100克,食盐少许,葱白2根,生姜3片。

制法:取新鲜羊骨洗净打碎,加水煎汤,然后取汤代水同米煮粥,待粥将成时,加入食盐、生姜、葱白,稍煮沸即可。

功效:可起到补肾健骨作用。

菟丝粥

配方:菟丝子60克(新鲜可用100克),粳米100克,白糖适量。

制法:先将菟丝子洗净后捣碎,加水煎取汁,去渣后人米煮粥,粥将成时加入白糖,稍煮即可。

功效:腰膝酸痛、腿脚软弱无力、体弱虚衰的病人坚持服用 颇有效益。

枸杞羊肾粥

配方：枸杞子叶 250 克，羊肾 1 只，羊肉 100 克，粳米 100 克，葱白 2 根，食盐少许。

制法：将羊肾剖洗干净 去内膜切细，再把羊肉洗净切碎。用枸杞子叶煎汁去渣，同羊肾、羊肉、葱白、粳米一起煮粥，待粥成后，加入食盐稍煮即可。

功效：羊肾对肾虚劳损、腰脊冷痛、足膝痿弱等症颇有效验。

核桃补肾粥

配方：核桃仁、粳米各 30 克，莲子、怀山药、黑眉豆各 15 克，巴戟天 10 克，锁阳 6 克。

制法：将上述用料洗净，黑眉豆可先行泡软，莲子去芯，核桃仁捣碎，巴戟天与锁阳用纱布包裹，同入深锅中，加水煮至米烂粥成，捞出巴戟天锁阳药包，调味咸甜不拘，酌量食用。

功效：补肾壮阳，健脾益气。适用于脾肾两亏的骨质疏松病人。

第六章 骨质疏松的全面关护

骨质疏松已成为社会病,在我国 50 岁以上的妇女患骨质疏松或低骨密度的占 55％！骨质疏松危害不仅在于骨折、人变"缩",还会加速人的器官老化！防治骨质疏松单纯补钙甚至适得其反！"让生命之树常青——绝经后妇女骨质疏松！"活动中,中外专家特别提出,走出误区,全面呵护骨质疏松妇女,让她们尽享健康寿命。

一、骨质疏松病人的护理

骨质疏松影响病人的健康,发病后的症状特别多,很多病人对于该病非常畏惧,因为它会给病人带来很多的困扰和伤害。该病一旦发生,既要及时治疗,还要加强护理工作。合理到位的日常护理往往能有效促进病情的好转,减少病人的痛苦,促进治疗效果。如果护理不当,可以影响治疗效果,或导致病情再度复发。对于骨质疏松病人应采取以下方法进行护理。

(一)心理护理

加强对病人进行心理护理,因良好的情绪能调节内分泌系统的活动,对防治骨质疏松非常重要。

骨质疏松病人除躯体感觉痛苦外,由于治疗时间长、收效慢、生活自理能力受到影响,常常出现情绪低沉、悲观或烦躁、易激怒等负面心理。研究表明,心理异常和睡眠不足可影响内分泌系统功能活动,导致骨质疏松。因此,保持充足的睡眠,加强心理疏导有利于病人康复。

借助健康教育积极帮助病人树立正确的处世观,保持一种乐观向上的良好心态,保持一种愉快稳定的健康情绪,培养广泛的兴趣爱好,陶冶情操,调节情绪,正确对待生活、工作、学习过程中所遇到的各种压力,学会借助压力的刺激,不断强化自己的意志,改善心理素质,使心理状态尽可能地保持在一种均衡健康的状态,不断提高自身的心理承受能力和自我调节能力。

护理人员应要和病人交朋友,要切实加强护患沟通,本着尊重、理解病人的原则,积极主动地与病人交谈,了解病人身心状况。为他们创造温馨和谐的环境,应理解尊重他们,做到关心、耐心、细心,与他们建立良好的护患关系。尽量让多人陪护、安抚病人并与之交流,使其保持良好心态,积极主动配合治疗,从而提高骨质疏松病人的生活质量。

认真倾听病人的感受,了解他们的心理活动和生活情况,对有心理问题的病人给予开导,帮助他们纠正心理失衡状态,鼓励他们参加社交活动,适当娱乐、听音乐、冥想,使情绪放松以减轻疼痛。这样不仅有利于消除病人的心理压力,减轻症状,提高疗效,促进康复,还有利于改善病人的生命质量。

要做好其家人、邻居、朋友、同事的工作,让他们支持和关心病人,帮助病人建立社会支持系统,因为对骨质疏松病人的社会支持,尤其是家庭支持显得非常重要。良好的社会支持,让病人感受到来自家人和社会的关心和支持,感受到更多的人间关怀,这些都能帮助病人减轻甚至消除焦虑、抑郁、恐惧心理。

有研究表明,社会支持对心理健康具有积极的作用,病人所获得的社会支持越多,心理障碍的症状就越少。对病人的抑郁情绪,除采取心理疏导、解释支持外,应注意纠正和消除不良认知与态度。

(二)健康教育

评估不同病人健康需求情况,采取针对性的干预措施,健康教育内容、方法、实施时间应因人而异。

根据病人的文化层次,不同年龄、爱好、生活习惯等人群,做好针对性的心理疏导。帮助他们从生理、病理等角度了解骨质疏松的预防、发病机制和康复等问题,有利于保持健康的心理状态,调动机体内在的抵抗力,积极配合治疗。

在对骨质疏松病人进行健康教育和护理干预时,要选择有一定临床经验,并且熟练掌握骨质疏松相关医学知识及健康教育方法的护理人员担负健康教育工作。要观察并记录治疗过程中病人的病情变化、心理变化和知识掌握情况,并定期随访,从而有效的预防骨质疏松的发生,促进健康,提高生活质量。

在进行健康教育时注意循序渐进,适时向病人介绍疾病的治疗、预防及预后知识,关心、体贴病人,鼓励其重新树立自信和战胜疾病的勇气,消除病人的焦虑、抑郁情绪。在对骨质疏松病人进行护理时,应有针对性地开展个性化护理,满足不同层次病人的身心需要。要指导病人学会疏泄,认真倾听病人的意见。让焦虑、恐惧的病人多倾诉、宣泄,可使心情变得平静安定,达到心身平衡。

将需要了解的相关知识教给病人,让病人了解疾病的预后、预防、治疗、功能锻炼,日常生活注意事项等;了解长期进行饮食、运动及药物治疗的重要性。帮助病人树立战胜疾病的信心,病人才有恒心、耐心,保持愉悦的心情,积极、主动配合治疗,提高依从性。

(三)饮食护理

骨质疏松病人都有着不同程度的骨质丢失,而骨质形成的重要原料是钙。因此,加强钙的摄入,提高钙的吸收和利用是预防骨折的有效方法之一。

在饮食上要注意合理配餐,烹调时间不宜过长。主食以米、面、杂粮为主,做到品种多样,粗细合理搭配。副食应多吃含钙和维生素 D 的食物,含钙的食物有奶类、鱼、虾、海产品、豆类及其制品、鸡蛋、燕麦片、坚果类、骨头汤、绿叶蔬菜及水果。对胃酸分泌过少者在食物中放入少量醋,以增加钙的吸收。

为了保证钙的良好吸收,膳食中还必须保持足够的维生素 D。磷是钙磷代谢中不可缺少的营养素,尽管人体对磷的需求有限,但适量摄入也很重要。而且食物中的钙磷比值要高于 $2:1$,对于骨质疏松病人保持钙、磷和维生素 D 的平衡非常重要。

同样蛋白质摄入的增多对减少骨质疏松的发生也十分有益,膳食蛋白质不足可引起负氮平衡,进而导致成骨细胞不能建造必需的有机基质,使骨形成减少。减少盐的摄入,能实现补钙,盐的摄入量越多,尿中排出钙的量就越多,钙的吸收也就越差。同时也要补充与骨代谢相关的其他营养素,如维生素 K、蛋白质、钠及必需微量元素氟、锰、铜、锌等。因此,食品要多样,食量要适度,粗细要搭配,食盐要限制,甜食要少吃,钙和维生素要足量,并注意三餐的合理分配。

(四)安全护理

老年性骨质疏松病人如有外力作用很容易发生骨折,跌倒是骨折的主要原因。老人室外活动跌倒占首位(30%～31%),长寿老人室内活动跌倒占的比例最大(25.76%)。原有并发症如高血压、糖尿病、老年痴呆、脑卒中后遗症、脑萎缩、白内障的存在是跌倒的重要危险因素。加强安全防范措施指导,尽量改造和去除周边环境的障碍,以防跌倒引起骨折的发生。因为老年人生理性老化,视力、听力减退,平衡功能差,自我保护应变能力减退,所以要为老年人提供安全的生活环境。例如,居住环境应适合老年人的特点,室内灯光明亮,光线分布均匀,地板平坦,使用防滑地砖,避免碰撞、滑倒。物品摆设不宜太高。卫生间设坐厕并安置扶手,床的高低也要考虑到方便老年人。避免因居住环境因素引发跌倒。入院后护士要评估病人发生跌倒的危险因素,给予预见性的指导。

(五)疼痛护理

疼痛是最常见的症状之一,以腰背痛多见,多为酸痛;其次是膝关节、肩背部、前臂。夜间和清晨醒来时加重,日间减轻,负重能力减弱,活动后常导致肌肉劳损和肌肉痉挛,疼痛加重,所以缓解疼痛尤为重要。

首先注意保暖及防止寒冷刺激,平时宜用温水,天气变化时注意增减衣物,睡觉时盖好被子,避免受凉,可防止肌肉痉挛和缓解疼痛。病房保持安静、整洁、舒适。同情、理解、关心、体贴病人,用鼓励的语言与病人交谈,播放病人喜欢的音乐等,可以起到分散注意力、减轻疼痛的作用。

骨质疏松病人出现疼痛时,体位要舒适,放松骨骼肌,可减轻疼痛的程度。剧烈疼痛时应卧床休息,局部可热敷或用红外线照射。

在遵医嘱使用镇痛药物时,可建议病人尽可能休息患肢,鼓励其使用手杖、腋杖、轮椅来完成日常必需活动,帮助病人选择合适的锻炼以分散注意力。

经常检查椎体压缩性骨折、驼背病人佩戴"腰围""矫驼背心"等支具,如此不仅可以解除腰背肌痉挛疼痛,还可以保持脊椎的稳定性。

(六)用药护理

指导病人根据不同的疏松程度,按医嘱及时、正规用药,严密注意药物的疗效及不良反应,掌握合理的用药途径。将每种药的用法、注意事项必须详细告诉病人,如使用激素时要注意乳腺癌、脑卒中和血栓形成等并发症的预防。钙剂服用最佳时间在晚上临睡前比较好，因甲状旁腺介导的骨吸收主要发生在晚上空腹时。继发性骨质疏松病人骨密度改善较慢，在服药的同时，提醒病人积极治疗原发病，以免影响疗效。

非甾体类抗炎药应于餐后半小时至 1 小时服用，避免对胃肠道的刺激；选用可咀嚼的钙片和阿法骨化醇同时服用，可促进钙的吸收，饭后 1 小时或睡前服较好。钙剂需长期服用才能达到疗效，服用钙剂时要增加饮水量，预防泌尿系结石；服用维生素 D 时，不可与绿叶蔬菜一起吃，以免减少钙的吸收；服用阿仑膦酸钠必须清晨空腹，同时饮清水吞服，至少在半小时内不能进食或喝饮料，也不能平卧，以减轻对食管的刺激。服用二磷酸盐类药物期间不加钙剂和维生素 D。

（七）运动指导

运动项目的选择应依个体的年龄、性别、健康状况、体能等特点及运动史选择适当的方式、时间、强度等。一般来说，年轻人宜选择运动量大的体育运动，老年人宜选择逐渐加量的力量训练。根据病人的具体情况制订运动方案，采用散步、慢跑、爬楼梯和打太极拳等，是老年骨质疏松病人的最佳锻炼方式。以身体能适应为原则，由小渐大，以轻度疲劳为限。运动强度要求适宜，根据心率判断运动量，老年人运动时的适宜心率为最大心率的 $60\%\sim80\%$，最大心率＝220－年龄；或运动中身体出现发热出汗、轻度疲乏、肌肉有酸痛感，但休息后次日能恢复，且精神愉快、精力充沛、食欲和睡眠正常表明运动量适宜。帮助病人增加户外活动,接受紫外线照射,有利于皮肤合成维生素 D,促进钙质在骨骼中沉积,并且强调户外运动至少每天 1 小时。

对于自理能力差的病人应给予适当的照顾。无疼痛发作时,应适当做一些体力活动,包括步行、爬楼梯、远足、跳舞、重力训练、腰背肌训练操等,因负重锻炼对骨质疏松的病人有重要益处。平时可做一些简单自我训练,加强肌肉功能。要协助骨质疏松性骨折病人进行早期功能锻炼。

运动是预防骨质疏松最有效的方法。加强户外活动和日光浴时要注意避免剧烈运动,活动肢体时动作要轻,不可突然用力。对活动能力强、无明显腰背痛病人,可指导做健骨操、步行训练,提高病人的平衡能力和肌力。对体质较差、腰背疼痛明显、有椎体压缩性骨折的病人,予以卧硬板床,鼓励病人在床上尽可能进行四肢和腰背肌肉的主动或被动运动,以防止骨质疏松和失用性肌肉萎缩。

(八)改变不良生活习惯

骨质疏松的发生和发展与人们的生活方式有着密切的关系,不良的生活方式能加速其发生与发展。对年轻人尤其是年轻的女士,特别需注意纠正偏食、挑食、节食等不良习惯,做到营养搭配合理,避免酗酒,嗜烟,饮过量的浓茶、浓咖啡及碳酸饮料。保证充足的睡眠,增加户外活动,适当日晒。骨质疏松是一种常见的代谢性骨病,保持适量规律的运动、适当补充钙及维生素 D、饮食调节等良好的生活方式,是防治骨质疏松的有效措施。

二、老年人股骨颈骨折手术护理

骨质疏松股骨颈骨折病人虽然经医生进行了积极的治疗,但是如果没有做好日常的护理工作,则病人病情恢复起来比较慢,甚至出现一些意外情况,影响病人康复。所以,骨质疏松的护理工作就显得尤为重要了。临床护理工作中,通过改进护理方法,提高患者预后和出院后的生活自理能力,则更具有积极的社会意义。

1.用药反应的观察 为老年病人输液应观察血压、脉搏、电解质、血气等变化,尽量做到等量输入,既要补充,又不使心脏负担过重,因此要严格控制液体的量和输入速度,尤其控制单位时间内的输入量,责任护士要加强对输液过程的监测,记录出入量。

2.牵引护理 此类病人很轻微的动作也可引起疼痛或导致骨折。为防止压疮,应为患者准备气垫床,并制作纯棉布芯软垫垫于臀下,以避免大小便污染大单更换时给病人带来痛苦和再骨折。软垫如有潮湿或污染应随时更换.教会病人用双肘和健侧下肢用力抬高臀部,以防压疮;鼓励病人做深呼吸和扩胸运动以防肺部感染;保持会阴部清洁,鼓励多喝水,以防泌尿系感染。股骨颈和股骨粗隆骨折要注意体位护理,患肢置于外展中立位,防止外旋和内收。

3.预防深静脉血栓形成 老年人血液黏稠度高,卧床时下肢血流缓慢,术后创伤致机体凝血因子释放增加,术前及术中的过度牵引等,易导致深静脉血栓形成,应密切观察伤肢疼痛、肿胀的程度及表浅静脉有无曲张,发现异常及时报告医生,必要时用溶栓药物。

4.心理护理 病人的年龄、手术效果、术后并发症、医疗费用等,使病人和家属的心理活动复杂。因此,首先要求护士语言亲切,动作轻柔、操作熟练,在短时间内取得病人的信任,然后耐心解释手术后生活质量提高对病人的益处,介绍手术成功的先例使病人对生活质量有更高的追求,克服各种困难,积极配合治疗和护理。

5.手术护理 情绪紧张者给予镇静药,术前24小时备皮,术日晨导尿,静脉推注一次抗生素;利用预见性护理方法做好各项准备工作,如心电监护、氧气、吸引器等。另外,应密切观察病情变化,如恶心呕吐应观察呕吐物的性质、颜色、量,预防应激性溃疡的发生。糖尿病病人面色苍白、出冷汗、表情淡漠,除考虑休克外,还应查血糖,确诊是否由低血糖引起。高热,心率快,神志、呼吸有改变,应考虑是脂肪栓塞综合征;发热原因不明时应仔细检查切口、敷料、引流情况,还应考虑是否肺部感染或泌尿系感染所致。

三、老年人股骨颈骨折康复护理

骨质疏松老年人易发生股骨颈骨折,骨折病人行手术治疗后,除需积极配合医务人员进行相关治疗外,在护理病人时需要注意以下事项。

（一）护理措施

1.帮助病人调整好心态 多数老年骨折病人对这种疾病丧失了信心，对心理造成严重打击，也时刻威胁着老年病人的身体健康，精神不振，对锻炼缺乏信心。因此心理护理是极其重要的，有一个好的心情对治疗骨质疏松有极大的帮助。护士要耐心的指导，并且亲切的与病人打招呼，告诉他们这种病的预防知识，平时都注意什么。要尊重病人的自尊心，有好多病人患上骨质疏松后，变得自卑，不与人交谈，总是与他人保持距离，要注意让病人多接触人，感受到家庭般的温暖。同时要争取老年病人主动积极的配合。

2.进食含钙高的食物 鼓励病人多吃一些含钙高的食物，保持消化功能正常或者大便通畅，多吃水果，防止发生便秘。

3 要做好并发症的护理 多注意病人的血压，每天早晚各测一次，合理使用降压药，要防治血压升高的因素。糖尿病病人要多注意饮食，外伤的应激反应，也常使非糖尿病病人的血压增高。

4.帮助病人早期下床活动 病人术后患肢应适当外展，不直腿抬高，不屈髋，不外旋，防外旋可穿丁字硬板鞋。鼓励病人进行床上运动，同时可施以轻手法按摩，帮助肌力恢复。可帮助病人进行关节的被动屈伸运动，平时也可以给病人进行热敷。

老年病人术后 2 个月后，家属应帮助其下床拄双拐不负重进行室内活动，逐渐过渡到拄单拐室外活动，最后弃拐慢行。患足前行时要置于身体前外方,以防形成髋内翻。

(二)病人与医生保持电话联系

病人出院时,应与医生互留电话号码,以便医生定期回访或定期咨询医生,及时反馈自己的病情。由于老年人骨质疏松,滑倒、绊倒、摔伤所致骨折占大多数,故患者应避免再次摔伤以免引起严重后果。同时应遵医嘱进行功能锻炼,加强营养,调节饮食,保持良好的心态,并定期复查。

(三)进行恢复功能指导

引导老年股骨颈骨折病人有目的、有计划的锻炼,要促进骨折愈合,恢复患肢功能,增强机体抵抗力。

1.早期进行肌肉功能锻炼 要对病人进行健侧肢体的肌力锻炼和关节活动。伤后早期可鼓励伤者行伤肢肌肉收缩功能锻炼,可防止肌肉萎缩、肌腱粘连;可促进血液循环,消除肿胀,减轻疼痛,有利于骨折的愈合和功能的恢复。在骨折后的2～3周内可先做固定肢体以外的活动,每日3～4次,每次10～20下,循序渐进,逐渐增加,以不感到疼痛、疲劳为宜。晚期功能锻炼,应在骨痂形成,解除石膏、夹板或牵引后配合中药熏洗理疗进行锻炼,不能做剧烈的活动,防止再次骨折。

2.适时让病人进行负重练习 适时进行负重练习可防止关节僵硬,练负重时要拄双拐下地,先练习站立,再由双拐过渡到单拐及自己行走,切不可操之过急。此期功能锻炼后,肢体易发生肿胀现象,不必担心,休息时可将患肢抬高,注意不要过度疲劳。

3.鼓励病人坚持恢复锻炼 老年人往往体质差而懒于活动,要鼓励病人多做主动运动,对生活不能自理的老年性痴呆病人给予必要的帮助。运动量要循序渐进,量力而行,以不感到疲劳和疼痛为度。锻炼过程中不要忽略患肢正确位置,要保证牵引及固定效果。每次运动前后要测量血压、脉搏、呼吸,如有异常应中止运动或减轻运动量。要将基础护理贯穿于康复护理的全过程。

四、胸腰椎压缩性骨折的护理

1.平卧硬板床 病人需平卧在硬板床上,使脊柱处于水平位置,从而解除骨折椎体的压力,绝对禁止坐起或下地行走。

2.协助病人翻身 要指导病人家属在协助病人翻身侧卧时保持受伤的局部固定,不弯曲、不扭转,用手扶着病人的肩部和髋部同时翻动,防止腰部扭动。病人翻身时,要掌握保持躯体上下一致的原则,其方法是挺直腰部再翻动以绷紧腰背肌肉,形成天然内固定夹板,不要上身和下身分别翻转。病人侧卧后,背部可用枕头顶住,避免上下身的不一致。

3.正确垫枕 病人受伤当日即可垫枕,高度逐渐增加,一周可达10~15厘米,垫枕处衣服应拉平,防止皱褶。

4.饮食护理 病人术后早期应给予清淡、易消化、富含营养的食物,如瘦肉粥、鱼片汤或粥。中期病人食欲好转,可吃富含高蛋白及铁、钙、磷等微量元素的食品,如瘦肉、牛奶等。后期病人可多食滋补、强筋壮骨的食物,如骨头汤、鸡肉炖冬虫夏草、杜仲猪骨汤等,并适量增加水果及蔬菜量。

5.协助呼吸功能锻炼 当一个胸椎发生压缩骨折时,肺活量将降低 9%。故应在术前对病人进行肺功能的测定,并指导病人进行深呼吸及有效咳嗽的练习。有吸烟史者劝其戒烟,必要时应用抗生素及雾化吸入,病房每日开窗通风 2 次。

6.协助特殊体位训练 讲解并示范俯卧位的方法,每天要鼓励、协助病人进行卧位训练 2 次,每次 30 分钟,以适应手术的需要。

五、经皮椎体后凸成形术的护理

经皮椎体后凸成形术(PKP)是治疗老年骨质疏松性椎体压缩骨折的安全有效的方法,而围术期优质的护理是手术取得成功的保障。

(一)术前护理

1.做好病人心理护理 骨质疏松病人由于活动减少导致情绪低落、自信心不足、焦虑、睡眠质量下降、社会角色减少、对他人依赖增加。此外由于手术费用昂贵,加之人们对PKP 的手术方法缺乏了解,病人存在不同程度的心理问题。因此,护理人员应详细向病人及其家属交代椎体后凸成形术的手术方法,与传统疗法相比较的优势,注意事项,预期手术效果等相关信息。介绍成功病例,增加病人的自信心,增强患者的安全感,消除顾虑,以良好的心态接受手术。

2.让病人了解椎体后凸成形术 向病人介绍椎体后凸

成形术(PKP)是一项新技术。病人如对其缺乏了解,就会担心手术效果及其并发症。针对病人的矛盾心理,术前可以通过 X 线片向病人及其家属讲解该手术的基本过程,介绍该技术的优点、疗效及注意事项。必要时请已做好该手术的病人现身讲解术中的感受,术后效果。帮助病人及其家属直观全面地认识该技术,从而消除顾虑及担忧,使其对手术充满信心。

3.做好相关的准备工作 术前完善各项常规检查,排除严重出凝血性疾病和心肺疾病。术前一天备皮,以减少术后感染的概率。必要时术前晚给 3‰生理盐水清洁灌肠,以避免肠道内积气对手术机体显影的干扰。

(二)术后护理

1.体位安置 从手术台至手术接送床,以及从手术接送床至普通病床的搬运过程中,应确保患者躯干处于水平位置,一定要保持脊柱在一条直线,胸腰背部不扭曲。回病房后应立即平卧 4~6 小时,以确保骨水泥充分凝固。保持穿刺部位敷料干燥,若被尿液浸湿,应立即予以更换,并观察切口处有无红肿、疼痛、渗液等情况。予以卧气垫床,术后每 2 小时轴向翻身 1 次,以防止骶尾部压疮的发生。术后 3 天应用抗生素预防感染。

2.密切监测生命体征的变化 去枕平卧 4~6 小时,监测生命体征,观察双下肢感觉、肌力及排尿情况。

术后测血压、脉搏、呼吸、血氧饱和度,每 30 分钟 1 次。特别是血氧饱和度的监测,若血氧饱和度低于 90%,则应高度怀疑骨水泥渗漏致肺栓塞的可能性,需引起重视,并予以每2升/分钟氧气持续吸入。术后6小时内需密切观察患者的生命体征变化及双下肢感觉、运动、皮肤色泽、温度及足背动脉搏动情况。此外,骨水泥有引起低血压、中毒、热烧伤等情况,在胸椎有引起气胸的危险。故应认真听取并重视病人的主诉,发现异常及时汇报医生,并准确做好护理记录。

3.脊髓神经功能的观察 术后应严密观察双下肢感觉、活动及大小便情况。如患者主诉下肢麻木、感觉迟钝,活动不便、疼痛加剧或大小便异常时,应立即通知医生处理,预防骨水泥渗漏造成脊椎受压,最后导致瘫痪。可于急诊做CT或磁共振检查,加以排除。

(三)手术并发症的护理

1.穿刺部位感染 严格遵守无菌技术操作规程,保持穿刺部位敷料清洁、干燥,如有渗血及时更换,同时保持床单的清洁。遵医嘱使用抗生素3~5日,预防感染发生。

2.发热 发热是最常见的并发症,是因为聚甲基丙烯酸树脂的聚合产热所引起的炎性反应。应做好患者的生活护理,鼓励患者多饮水,做好口腔护理。高热者,给予吲哚美辛栓塞肛降温,协助擦干汗液,及时更换衣物,保持床单清洁干燥。

3.骨水泥渗漏 与PVP相比该并发症一般发生较少。是因为注射骨水泥时,骨水泥复合物漏入椎间孔、椎间隙等部位所致。要观察下肢肌力、感觉,甚至大小便的改变。调配好合适的骨水泥黏稠度是预防骨水泥渗漏的关键。较稀薄的灌注剂易注射和扩散,但也会增加渗漏。较黏稠的骨水泥虽然可减少渗漏和进入静脉,但也有扩散不易,注射困难等特点。骨水泥黏稠度的控制以一定量的单体(10厘米)情况下,取低黏稠度骨水泥和钡粉混合物的量进行控制。

(四)术后康复的护理

1.一般护理 术后平卧硬板床休息4～6周,若术后护理不当则会遗留腰背部疼痛、畸形及椎体滑脱等后遗症。卧硬板床休息时,膝下垫一枕头以减轻下腰部的应力。注意压疮护理可以用些镇痛药,疼痛消失后即应开始锻炼并逐日增加活动量。疼痛剧烈者可佩戴支架。

2.功能锻炼 术后一般平卧6小时,然后协助病人定时轴向翻身,翻身时应避免脊柱扭转。由于术后患者腰背痛明显缓解,大多数病人能够自行翻身。术后应鼓励病人做深呼吸和四肢康复运动。术后第1天,指导病人进行直腿抬高练习,双下肢轮流每组抬高20次,每天3组。以增强股四头肌力量,防止神经粘连。一般术后24～48小时指导病人佩戴腰围离床活动,活动量逐渐增强。同时指导病人进行腰背肌锻炼,术后5～7日出院。

3.康复指导 术后1～2日指导病人在床上进行肢体屈伸运动,行双下肢直腿抬高训练及抗阻力伸膝训练,刚开始锻炼时间以患者能够耐受为宜。双下肢交替进行,循序渐进。术后48小时指导病人进行腰背肌功能锻炼、床边坐立、床边站立,逐步佩戴腰围固定带离床活动。老年病人全身情况欠佳,离床时应由管床护士或医生看护,以免发生意外。

离床活动时,注意保持身体直立,避免弯腰负重,避免坐矮板凳,行走距离及时间应根据患者自身情况而定。遵循循序渐进的原则,逐渐增加训练强度。

4.出院指导 术后 1 周出院,嘱病人适当进行户外活动,呼吸新鲜空气,多晒太阳。多食虾皮、蟹等高钙食物。3 个月内避免脊柱负荷活动,避免跌倒。可口服预防骨质疏松药物,以改善全身症状,定期复查。

六、骨质疏松中西医结合的治疗护理

中西医结合是治疗骨质疏松的有效手段。配合做好中西医结合治疗的护理工作也十分重要。

1.有利康复的环境 提供安静、舒适、整洁、阳光充足的病房环境,病情较重或有骨折时卧硬板床休息;注意保暖,勿受风寒湿邪侵袭;协助做好生活护理;疏导病人,解除思想顾虑。

2.可治疗情况 应向病人及其家属讲明各项治疗和药物的作用及副作用,指导病人分散对疼痛的注意力。

(1)中药热敷、中频电、超短波、艾灸、电针灸等可有效缓解疼痛,同时针刺和艾灸能提高雌激素水平,抑制骨吸收、促进骨形成。

(2)雌激素、钙剂、维生素 D 等可抑制骨吸收、促进骨形成,从而缓解疼痛。

(3)鲑鱼降钙素具有双重调节和肠钙吸收及镇痛作用。

(4)中草药汤剂、仙灵骨葆、六味地黄丸、健脾养胃汤等可健脾滋阴,补肾壮骨。

（5）遵医嘱使用非甾体类镇痛药如扶他林等。

3.给予精神上关心　安排看望人员,排除病人孤独感。

4.安全措施　随着年龄的增长,骨量减少、肌肉强度减弱和协调障碍使其容易摔跤,所以应积极治疗引起摔跤的疾病;避免使用影响平衡的药物如氯苯那敏、地西泮等;保持病房安全,地面干燥防滑;厕所和床下设脚蹬及扶手;指导患者加强自我保护,避免剧烈咳嗽、打喷嚏等。

5.营养全面　选择含钙高、丰富维生素、足量蛋白质的食品,如奶类、蛋类、豆制品、瘦肉、海鲜、水果、蔬菜等。

6.适量运动　肌肉对骨组织是一种机械力的影响,肌肉发达则骨骼强壮,骨密度值高,因此保持适量运动,保证机械刺激可减少骨量进一步丢失。卧床期间协助病人进行床上功能锻炼,在病情允许时可进行床旁活动,多晒太阳。

七、骨质疏松病人的康复护理

老年人由于骨质疏松引起的自发性骨折时有发生,不慎跌倒后骨折比较多见,不管老年人是住院还是在家治疗,做好康复护理都非常重要。

1.用药康复护理

（1）钙剂服用时间:空腹效果最好,同时增加饮水量,以减少泌尿系结石的形成;注意钙剂不宜和异烟肼、四环素、喹诺酮类药物、苯妥英钠、苯巴比妥同服;中西药物配伍不合理也会降低疗效,如牡蛎、瓦楞子、鸡蛋壳等;钙剂应长时间坚持服药。

(2)维生素 D_3：与钙剂同时服用,但不可与绿叶蔬菜一起服用。

(3)二磷酸盐类:如福善美,每周 1 次,晨起空腹用温开水 200～300 毫升送服,服药后 30 分钟内不能进食或喝饮料,若出现吞咽困难或胸骨后疼痛,立即停药;胃肠道疾病患者慎用。

(4)降钙素类:注意不良反应,常见面部潮红、恶心、腹泻和尿频、寒战,应用动物来源的降钙素时,可引起过敏反应;妊娠和哺乳期忌用。

2.社区健康教育 根据社区人群不同年龄、性别、文化程度、接受能力、兴趣爱好等实际情况,开展形式多样的健康教育活动。社区健康教育内容包括:

(1)定期举办骨质疏松的医学知识讲座和健康咨询活动,增强自我防护能力。

(2)定期组织社区居民观看骨质疏松的健康保健录像,增加自我保健知识。

(3)发放骨质疏松的宣传手册,剪贴卫生报刊、卫生杂志的相关知识做成宣传栏等,宣传骨质疏松的科普知识。

(4)改善环境,尽量改造和去除家庭和社区环境的障碍,建立无障碍通道,减少跌倒而致的骨质疏松性骨折的发生。

(5)宣传合理膳食的科普知识,不要偏食和不适当的节食。

3.饮食康复护理

(1)多食富含钙的食物,如牛奶、豆奶制品、新鲜水果和蔬菜、鱼、虾皮、豆类、海藻类、鸡蛋、粗杂粮、芝麻、瓜子及坚果等,其中乳制品中的牛奶是钙摄入的最佳来源,250毫升牛乳中有钙250～300毫克。

(2)补钙的同时增加富含维生素D的食物,以增进钙在肠道内的吸收,如鱼肝油、动物肝脏、蛋黄等。

(3)进食含磷食物,如瘦肉、虾皮、鱼、坚果等,保证每日1～1.5克磷的摄入,维持食物正常的钙磷比值。

(4)适量摄取蛋白质和脂肪。

(5)改变不良生活习惯,戒烟酒,适量饮茶和咖啡,少喝碳酸饮料。

4.日常生活康复护理

(1)加强预防跌倒的宣传教育,保证浴室和厨房地面干燥,灯光明暗适宜,家具不可经常变换位置,尽量避免有门槛。

(2)衣服要穿宽松式的棉布服,以舒服为主,鞋穿着大小合适,要防滑利于运动。

(3)改变体位时运作宜缓慢,建议必要时使用手杖或助行器。

5.运动康复护理

(1)鼓励社区居民多参加户外活动,增加接触阳光的时间,适量日照可促进维生素D的转化,利于钙的合成。

(2)根据患者自身情况制订运动处方,量力而行,循序渐进,持之以恒;适宜的运动有太极拳、游泳、舞蹈、散步、老年体操等,每周至少3次,每次30分钟。

(3)加强躯干和四肢肌力练习,以等长收缩训练与渐进性抗阻训练为主,适量的运动可有效减少骨量丢失,预防跌倒所致的骨折。

6.传统康复护理

(1)中药:注意辨证施治,攻补兼施,可在中医师处方指导下应用具有补肾壮阳、补肾滋阴的药,如淫羊藿、菟丝子、泽泻、杜仲、补骨脂、熟地黄、何首乌、肉苁蓉、鹿角胶、黄芪等。

(2)中药熏蒸、中药热敷、中药药浴等。

方法:取红花 10 克,伸筋草 15 克,木瓜 10 克,川芎 10 克,田七 9 克,当归 10 克,牛膝 10 克,独活 10 克,羌活 6 克,防风 6 克,桑枝 6 克,秦艽 10 克等放入熏蒸仪中。加水适量(为熏锅的 4/5)。调节压力为 25 千帕,进行预热 5 分钟,待蒸气喷出。将蒸气对准疼痛处,相距 30~50 厘米,熏蒸 30 分钟左右。

亦可以用此处方药物煎水热敷或药浴。

(3)针灸:以补脾健肾为原则,配合对症治疗,多选肾经、膀胱经、脾经、胃经等穴位。

7.心理康复护理

(1)老年病人:根据老年人心理特点,护士应做到热情周到、耐心细致,说话应慢,回答应大声,多微笑,多询问,多倾听,善用肢体语言,让老年人感觉到被尊重、被关心、被重视。

(2)围绝经期妇女:向病人讲解有关知识,加深其对疾病的了解,减少其心理压力,经常交流沟通,了解其心理变化和需求,鼓励其保持乐观的情绪,调整心态,积极配合康复。

八、骨质疏松骨折的家庭护理

原发性骨质疏松病人一旦发生骨折,除常规治疗外,康复期的护理是非常重要的。它可以直接影响病人的康复及预后。尤其那些不需要住院，回家疗养的病人，必须在医护人员的指导下，由家人认真做好护理工作，使病人尽快恢复健康。

1.一般护理

（1）心理护理：老年人多与子女分居，生活圈子狭窄，患有程度不同的老年病症，如果发生骨折，活动受到限制，身心都极为痛苦，同时增加了家庭负担，所以病人常有孤独、悲观厌世心理，对疾病的治疗和康复非常不利。因此，医护人员和家属都应以满腔热情的态度，体贴关心病人，耐心细致地做好病人的思想工作，使病人正确对待疾病，积极配合治疗，消除因疾病引起的忧虑和不安，保持精神愉快，树立战胜疾病的信心。

（2）注意居室的环境：居室是病人生活的主要场所，布置既要符合卫生要求，又安静舒适，以保持病人适当的休息和充足的睡眠，对其治疗和康复非常重要。居室环境一般应尽量满足以下条件：一是周围环境安静，阳光充足，空气新鲜。二是室内四壁颜色协调和谐，灯光明亮适宜。三是居室内要早、中、晚定时开窗通风换气，保持室内空气新鲜。

（3）科学的膳食安排：供给适合病人生理特点的饮食，保证合理均衡的营养，既维持老年人身体健康的需要，又保证骨折尽快愈合，是护理工作的重要内容之一。家庭对骨质疏松性骨折病人膳食应注意以下几点：①供给充足的热量和各种营养素，要求做到既不过剩，也不缺乏，既避免肥胖，又不能营养不足。②多吃些营养价值高的蛋白质食物和含钙高的食物,如奶、瘦肉、鱼虾、豆制品等,还要多吃些高维生素、高纤维素的食物,如新鲜蔬菜、水果等。③经常变换饮食花样,增加食品种类,饭菜力求清淡,不宜吃过于油腻和过咸的食物。

(4)注意观察病情变化:因此类病人多为老年人,常常合并有其他慢性病,如心血管疾病、慢性支气管炎、糖尿病等,病情较为复杂,所以在护理过程中除了注意骨折病情变化外,还应细心观察其他病情变化,如发现病情加重或有异常情况,应及时送往医院救治。

(5)加强功能锻炼:因病人长期卧床,缺乏活动,很容易发生关节僵硬和肌肉萎缩,所以家属应按医护人员的要求,帮助病人在床上进行适当的活动,或鼓励病人主动活动。主要活动非固定关节、股四头肌、腰背肌等,以促进血液循环,维持肌张力,保持关节活动,防止发生萎缩、粘连和僵硬。

2.预防压疮的护理 因病人长期卧床,使身体某些部位长时间受压,局部组织持续缺血,导致缺乏营养和氧的供应,极易形成压疮。不但会给病人带来痛苦,如果治疗不及时,还会继发感染,引起败血症而危及生命。因此对长期卧床或全身营养不良的病人,严防压疮的发生是家庭护理工作的重要内容。具体预防措施是:

(1)勤翻身:避免局部长期受压,不能自己翻身的病人要2~3小时帮助翻身1次,翻身动作要轻,防止擦伤皮肤,还可在骨隆突部垫上气圈等减轻局部受压,注意气圈充气不要太满,以充气1/3满度为宜。

(2)勤洗勤换:避免局部刺激,要保持病人的床单干燥、柔软、无渣屑。对在床上大小便的病人应注意保持皮肤和被褥干燥，便后及时清洗并擦干，必要时用痱子粉扑打吸潮；更换床单时不可用力将床单从病人身下拖出，以免损伤皮肤。

（3）定时擦澡：保持皮肤清洁、滋润，每天用温开水擦澡、按摩骨凸部，促进血液循环，改善局部营养状况。对极度消瘦和营养不良的病人，可定时用70%酒精或红花油按摩受压部位。

3.预防肺炎的护理　骨质疏松性骨折需要长期卧床治疗的病人，由于机体抵抗力减弱，特别是在冬季，气候多变，病原微生物很容易侵入呼吸道引起感染，肺炎是最为严重的呼吸道感染性疾病之一，病死率较高。因此，预防肺炎的发生对家庭护理工作非常重要。

增强体质，提高自身的免疫力，是预防肺炎的有效途径。

（1）平时注意防寒保暖，遇有气候变化，随时更换衣服，体虚易感者可常服玉屏风散之类药物。加强体育锻炼，增强体质。

（2）戒除吸烟，避免吸入粉尘和一切有毒或刺激性气体。

（3）进食或喂食时注意力要集中，要求患者细嚼慢咽，避免边吃边说，使食物呛吸入肺。

1988年3月，世界卫生组织在哥本哈根召开的"老年人肺炎球菌疫苗免疫咨询会议"上建议，对所有老年人和所有高危人群均给予肺炎疫苗接种。美国2000年的卫生目标中规定，包括65岁以上老人在内的容易并发肺炎球菌感染的高危人群，肺炎球菌疫苗的接种率应达60%以上。1996年底我国卫生部批准肺炎球菌疫苗进入中国，目前已在全国各地卫生防疫部门广泛使用。

该疫苗注射于上臂外侧皮下,只需注射 1 次(0.5毫升),保护期可达 5 年以上。疫苗接种后,少数人可在注射局部有轻微肿痛,极少数人(少于1%)可出现低热,均可在2～3日恢复。

4.预防泌尿系感染的护理 泌尿系感染是卧床病人常见并发症之一,感染途径主要是细菌经尿道外口感染,正常情况下,尿道口周围虽有细菌,一般不引起感染,当抵抗力下降时,致病菌会侵入并沿尿道上行而引起泌尿系感染,因此应加强护理。

(1)保持病人尿道外口的清洁:每天清洗阴部,勤换洗内裤,特别是女病人更为重要。

(2)多饮水:对排尿不畅的病人,每天多饮水,以排除细菌及毒素,并随时观察尿液的性质、量、排尿次数及体温的变化。

(3)细心观察病情:如发现体温升高,症状加重,应尽快送往医院治疗。

九、围绝经期骨质疏松的家庭护理

围绝经期女性骨质疏松病人护理措施应从饮食调理、功能锻炼、药物镇痛等方面入手。并分析骨质疏松病人骨折的危险因素,提出相应的护理措施。

1.普及健康教育 由医务人员向病人及其家属提供有关预防和控制骨质疏松的专业知识,帮助其树立战胜疾病的信心。强调预防骨质疏松对改善生活质量的意义,同时定期到医院或社区检查身体,并积极参加健康普查,及早发现问题,及时治疗防患于未然。

2.注重心理调节 绝经期女病人情绪很不稳定,尽可能学会自我控制情绪,善于化解苦恼,转移不愉快的情绪,保持情绪稳定,寻找适合自己的良好生活方式,充实生活内容,达到良好的心态。

老年病人身体状况欠佳,如果又突然遭受骨折则顾虑更重,表现为情绪消沉、悲观、恐惧、焦虑,不能很好地配合治疗及护理。家属除了积极做好安慰,疏导体贴关心等,还应帮助病人树立战胜疾病的信心。主动学习疾病相关知识,为患者讲述疾病与情绪的关系,使其保持良好的心理状态。

3.加强锻炼健身 绝经期妇女机体功能下降,内分泌衰退,运动可使内分泌发生正性改变,提高雌激素分泌,促进骨骼生长发育,使骨质增厚,促进钙的保留和沉积,可增加骨内血流量,促进骨细胞活性升高,进而促进骨组织钙化。

(1)适量锻炼身体:经常看到早晚老年人在室外活动,其实长期坚持运动是预防骨质疏松最佳的方法。平时可以慢步行走、跳舞、适当的户外步行等都可以。不过对于老年人来说活动要适量,切不可过度劳累,否则会起到相反效果。借以运动增加骨骼肌力,有助于预防骨质疏松。

(2)坚持功能锻炼:太极拳、散步等是老年骨质疏松病人的最佳运动锻炼方式。帮助病人增加户外活动,接受紫外线照射,有利于皮肤合成维生素 D,促进钙质在骨骼中沉积。平时可借一些简单自我训练,加强肌肉功能。对骨质疏松病人的骨折更应注意早期功能锻炼。

4.平衡饮食 病人必须建立合理的饮食结构,科学饮食可以使身体吸收更充足的钙质。多食用含钙丰富的食物,主要有牛奶、奶制品、大豆、豆制品、虾皮,每日饮牛奶2杯。多食含维生素 D 的食物如蘑菇、鱼。多食用含维生素 C 的食物,如新鲜水果、蔬菜及黑木耳、松仁、板栗、香菇等。荤素搭配,减少糖、盐摄入。可保证营养成分的均衡。饮食护理是否恰当,对病人的康复影响重大。

5.保持良好的睡眠 睡眠好有利于骨质疏松病人身心康复,一定要为骨质疏松病人创造良好休息环境,保持室内安静,定时开窗换气,保持室内空气清新,保证室内温湿度适宜,及时了解骨质疏松病人睡眠情况,及时干预、解除影响因素,及时向医生汇报,必要时辅以药物帮助入睡。

6.防止骨折 骨质疏松已成为绝经后妇女的常见病和多发病,其最大的危害是容易发生骨折。因此,骨质疏松的防治已成为中老年妇女保健的重要课题,应当引起病人以至于整个社会人群的高度重视。当骨质疏松较严重时,除上述骨质疏松护理措施外,应当重视骨折的问题。

跌倒是导致骨折的主要危险因素,故预防摔跤和外力碰撞是此时的护理重点。通过改善照明,保持地面干燥,穿舒适的鞋等,减少跌倒的危险,可避免疏松的骨骼折断。此外,适量的运动对增加肌肉张力及协调能力有益,有人使用髋部护垫,避免外力直接作用于髋部而减少骨折机会。

对于围绝经期女性骨质疏松病人的护理有很多方法,有些方法是我们很容易就可以做到的,只要平时注意就可以了。

十、骨质疏松病人家庭护理需防病

老年骨质疏松病人由于生理原因,各方面的营养吸收和心理状态都比较脆弱,所以家庭护理很重要。家庭护理中要注意积极预防其他疾病的连带发生。

1.预防坠积性肺炎　长期卧床肺活量减小,容易使支气管分泌物坠积于肺底,若合并感染则将引起坠积性肺炎。因此,在帮助老年人翻身时,同时还要帮助拍背,并鼓励老年人做深呼吸增加肺活量,便于痰液排出,保持呼吸道通畅,防止肺炎发生。

〔专家提醒〕　老人卧室要保持空气新鲜,定时通风换气,也有利于呼吸道清洁。

2.预防泌尿系感染　老年骨折病人因卧床大小便需要别人照顾,害怕麻烦人而不敢多喝水,结果很容易引起泌尿系感染。家人要鼓励病人多喝水,每日应摄入 2 000 毫升以上水。夜间床边放便器。

3.预防抑郁症　骨折后老人生活不能完全自理,需要别人照顾,长期卧床容易引起情绪低落,产生抑郁。除了需要医护人员多与老年人沟通外,还需要家人多陪伴在老人身边。要做好心理护理,帮助病人放下思想包袱。

4.预防不合理牵引　保持平卧体位,抬高病人小腿,并使脚尖朝上,足跟悬空,由骨科医生负责牵引,以保证牵引合理、到位。病人的护理除了需要专业的护理人员,还需要家人时刻注意病人的情况。

5.预防营养不足 每天给予新鲜的鱼类、蛋类及豆制品类的食品,可以做些排骨汤、虾米海带汤、猪脚黄豆汤等含丰富钙质的食物,以帮助病人恢复体力。

6.预防关节挛缩 病人在卧床期间要保持适当的床上运动锻炼,预防肢体失用性萎缩及关节挛缩。要注意保持各关节功能位置,特别是患肢应始终处在功能状态下,这样不至于骨折愈后站立不起来。

7.预防并发压疮 长期卧床使局部组织受压,血液循环障碍,容易发生压疮。在做牵引期间,要每 2 小时帮助更换体位 1 次,夜间亦要每 3～4 小时更换体位 1 次。

同时,家人或者医护人员应用 50％酒精对受压部位进行按摩,改善局部血液循环,以预防压疮发生。

十一、老年人骨质疏松的自我调治

老年骨质疏松病人充分发挥主观能动性,积极进行自我调治,可控制或减缓病程的进展,降低骨折的发生率。

1.保持乐观情绪 绝大多数患者的预后是良好的。单纯 X 线有骨质增生者不一定出现症状,髋或膝关节骨刺者 10 年后发生关节间隙狭窄者不足 1％。

2. 学习医学知识 患者宜学习一些医学常识,系统了解骨质疏松的病因、发病机制、危险因素、临床表现及治疗用药等,积极配合治疗。

3.做好饮食 骨质疏松病人要少量多餐,合理饮食,丰富饮食搭配,促进吸收,增加营养,增强免疫力,减少胃肠负担,避免胃肠功能紊乱,可以有效帮助骨质疏松病人伤后恢复,促进骨折及伤口愈合。

多吃含钙及蛋白质的食物,多喝牛奶及奶制品,多食深绿色蔬菜。牛奶及豆制品含钙较多,鱼、鸡、牛肉蛋白质含量丰富。平时少量多次饮用牛奶,多晒太阳,必要时补充钙剂,中老年人单纯服用钙剂往往吸收不佳,可同时服用活性维生素 D。

4.慎用药物　积极治疗,但不是单一的补钙。定期到医院做骨密度检查,骨密度降低并出现腰背及关节痛时,要及时应用抑制骨丢失、促进骨生成的药物治疗。应慎用药物,如利尿药、四环素、异烟肼、抗癌药等均可影响骨质的代谢,不宜滥用镇痛药和激素类药。

5.注意理疗适应证　已做关节成形术和含有金属元件的关节禁用透热或超声疗法,以免深部灼热伤。

6.保持正确姿势　避免对受累关节的过度负荷,肥胖者应减轻体重,以免增加骨骼的负担,造成机械性损伤。膝和髋关节受累者应避免长久站立,不采取跪坐位和蹲位姿势,以免增加骨骼的负担。保持正确的坐姿、站姿和行走姿势,锻炼平衡能力。不宜弯腰、弓背或抬举重物,避免跌倒。

7.选择适当的鞋　老年人最好穿松软带后跟的鞋,鞋后跟高度以高出鞋底前掌 2 厘米左右为宜。老年人的鞋底还要稍大一些,必须有防滑纹,以免摔倒。宜穿着舒适、松软的衣裤,不宜穿紧身、过硬的服装,避免影响起坐、行走时关节的功能。不睡席梦思等软床。

8.注意防范摔倒　平时行走,可利用把手、手杖、护膝

（髌骨关节受累）、步行器、楔形鞋垫（膝内翻或外翻者）或其他辅助装置,减轻受累关节的负荷。注意选择地面平整、干燥、光线充足的场所进行活动锻炼,避免跌倒,以防范骨折的发生。上、下楼梯时扶扶手,借助手杖、助步器保持身体平衡。改变体位时动作宜慢,夜间床旁备便器。外出检查、治疗有专人陪伴、搀扶等。

9.坚持运动健身 适量运动,可以改善骨骼的血液供应,增加骨密度。宜参加适合自身健康状况的户外运动,如散步、打太极拳、打门球、跳舞等。但不宜进行超负荷的剧烈运动,连续运动时间最好不超过 2 小时。这些骨质疏松的保健比较常见。

10.多晒太阳 每日至少有 15～60 分钟的户外活动,晒太阳以增加体内维生素 D,可帮助身体中钙的吸收,强化骨质。这些也属于骨质疏松的保健方法。

11.养成良好生活习惯 不宜吸烟,不过量饮酒、喝咖啡和碳酸饮料。

第七章　骨质疏松的运动健身

一、骨质疏松的运动效应

衰老会使人体骨矿含量显著降低,但适宜运动可减缓其伴随增龄而发生的骨质丢失。而且,运动的作用在适宜的负荷内随负荷的增大而增大。进行健身运动的目的不在于改善骨骼,而在于增加肌力,改善整体骨骼力学功能的平衡,提高运动功能,减小摔跤概率,减轻症状。国内外研究表明,运动疗法对骨质疏松的治疗比较有效。运动疗法有如下作用机制:

(一)运动的应力效应

运动对骨骼产生的应力导致骨组织的特异性变形,使骨细胞、成骨细胞均受到刺激。实验证明,施加于体外成骨细胞的机械应力导致 DNA 合成的增加,继而 DNA 的表达产物胶原蛋白的合成也增加,这样就提高了骨质的水平,此时骨的形成率大于不运动时的形成率。因此,运动使骨质增加,骨密度也随之增高。在绝经后的妇女和老年人中,运动在一定程度上弥补了骨质的大量丢失,从而起到了维持骨质水平的作用。

（二）运动的激素效应

适量的运动可提高雌激素及睾酮的水平，通过调节内分泌而作用于骨，专家通过对运动与骨骼健康的研究认为，内分泌在维持骨骼正常代谢方面起着十分重要的作用。主要是可以促进骨的蛋白质合成，使骨基质总量增加，基质增加又有利于钙化。尤其是睾酮和雌二醇，可促进骨骼的生长、发育，使骨皮质增厚，促进钙的保留和沉积，使长骨骨干和骨骺融合速度加快。研究表明，适量的运动可以促进睾酮和雌激素的分泌。因此长期适量的运动可促进骨的代谢，使骨密度增加。

（三）运动的补钙效应

运动可提高需钙阈值，促进钙的吸收，钙是骨骼系统的重要营养元素，人体内 99％ 以上的钙存在于骨骼。研究表明，缺钙是导致骨质疏松的主要原因之一。运动在增加骨质的同时，也增加对钙的需求，即提高了阈值。反之，由于长期的不运动，如卧床或肢体固定，使骨质对钙的需求量减少，此时即使大量补钙，也不会产生明显的效果。大量的钙从尿中排出，从而降低了骨密度。另外进行户外活动，可接受充足的阳光，使维生素 D 增加，从而促进钙的吸收。也有学者认为，经过适当的运动使骨皮质的血流值增加，改善骨组织的血液供给，从而促进了钙的吸收。

(四)运动的肌力效应

运动在增强肌肉力量的同时,也增加了骨质的水平。在骨质疏松发病机制中,非机械因素(钙、维生素 D、激素等)并非是最主要的,而在神经系统调控下的肌肉质量(包括肌块质量和肌力)是决定骨强度(包括骨量和骨结构)的重要因素。专家解剖尸体后发现,椎体骨质的重量与腰肌呈明显的正相关,腰肌重量是决定椎骨骨质质量的关键因素。并发现腰椎和股骨的内密度与最大肌力有关。又研究发现,人体对应骨量是一个大致不变的比例关系,妇女中与年龄相关和骨丢失往往会伴随着相应的肌力下降。因此,运动在保持肌力的同时,也保持了相应的骨量。

二、骨质疏松病人也要运动

骨质疏松的发生与缺少运动很有关系,千万不要小看了运动在防治骨质疏松的重要作用。人体的骨组织是一种有生命的组织,人在运动中会不停地刺激骨组织,骨组织就不容易丢失钙质,骨组织中的骨小梁结构会排列得比较合理,这样骨质疏松就不容易发生。防治骨质疏松不仅要记得补钙,要提高骨密度还得积极运动。美国布里斯托大学近期研究发现,对骨骼施加一定量的高冲击力活动,有助于增加骨密度。青年期开始进行锻炼,到老年也能拥有矫健双腿。经常参加运动的老年人,他们的平衡能力特别好,骨密度要比不爱运动的同年纪老年人的骨密度高;并且他们不容易跌跤,这就有可能有效地预防骨折的发生。

(一)运动能远离骨质疏松

运动对于骨质疏松病人很重要,经常运动可以远离骨质疏松。

运动疗法可以增加骨骼的应力或负荷,使骨骼处于受力状态,减少骨钙的丢失,达到治疗和预防的目的。实践证明,骨质疏松病人经过运动可以有效地治疗疾病,从而减轻疾病带给我们的痛苦。

运动可促进人体的新陈代谢。进行户外运动及接受适量的日光照射,都有利于钙的吸收。运动中肌肉收缩、直接作用于骨骼的牵拉,会有助于增加骨密度。适度运动,肌肉发达对骨骼的牵引力增强,不仅能防止骨质疏松的发生,还能使已发生的骨质疏松改善。因此,适当运动对预防骨质疏松亦是有益处的。

运动属于体力活动,病人经常进行体力活动可刺激成骨细胞,有利于骨质形成。如因骨痛需要暂时卧床,也应鼓励病人在床上尽可能进行四肢和腹背肌肉的主动或被动运动,防止发生失用性肌萎缩和骨质疏松进一步加重。疼痛改善后,应争取早日起床行走锻炼。

在成年人,多种类型的运动有助于骨量的维持。绝经期妇女每周坚持 3 小时的运动,能使总体钙增加。运动还能提高灵敏度及平衡能力,鼓励骨质疏松病人尽可能地多活动。但是,运动过度致闭经者骨量丢失反而加快。

生活中,有些老年人长期外出运动锻炼,身体却没出现过什么大病,一些经常卧床的老年人却容易患上这样或者是那样的疾病。原因很简单,经常运动锻炼的人身体质量要比待在床上的要好,后者极易患骨质疏松。

因此,骨质疏松病人做好经常性的运动锻炼,不仅能刺激骨骼内钙、磷的增加及维持骨量,还能增加肌肉的舒缩力量、关节的协调性、平衡性、灵活性。

(二)骨质疏松病人的运动分类

科学研究表明,唯有运动锻炼才是防治骨质疏松的有效方法。适当的运动对骨骼系统有良好的刺激作用。一定的应力刺激所产生的生物电能帮助钙离子沉积于骨骼,防止骨质脱钙,促进骨的代谢。同时,还可牵伸肌肉、韧带及关节囊,防止肌肉萎缩,起到保持运动功能,减少骨折的作用。骨质疏松病人骨骼比较脆弱,运动时要格外小心,能做的运动主要包括以下四类:

1.力量训练 力量训练包括器械训练或者水中训练,可以增强上臂和脊柱的力量,还能减慢骨质疏松的进展。游泳或在水里走路,对骨质疏松的人来说最为适合。

(1)肌力训练:可防止由于年龄增长引起的肌力降低,有助于预防和治疗骨质疏松。肌力运动有以杠铃、哑铃为代表的等张运动和用力对抗抵抗物而不发生移动的等长运动,以及需要专用设备的等动运动。上述的运动方式能增加局部肌肉耐力,局部肌肉会有相应的增长,还能提高机体的协调功能。

骨质疏松病人推荐进行以较轻承重为主的综合运动方

案,可以增强附着骨骼上的肌肉群。病人做变换体位的活动,可影响骨表面曲度所施加的负荷,它与骨的重建有关,因此运动能增加凸面面积,刺激成骨细胞活性,并增强骨骼所承受应激的能力。

(2)抗阻运动:是指肌肉在克服外来阻力时进行的主动运动。抗阻训练通俗地讲,就是力量训练。阻力可由他人、自身的健肢或器械(如哑铃、沙袋、弹簧、橡皮筋等)而产生。通过抗阻训练,可以大大提高机体新陈代谢率,从某种程度上可以说是身体消耗脂肪的能力。因为肌肉的活动需要消耗更多能量,而且抗阻训练有助于加强手臂和脊柱肌肉的力量,减少骨骼内矿物质的流失,增加身体的肌肉含量和骨骼密度。

2. 有氧耐力运动 有氧耐力运动可以使体内脂肪含量减少,取得减轻体重的效果,从而减轻身体自身负荷对骨骼带来的负担,避免骨骼变形,改善关节功能,增强骨骼的弹性和韧性,防止摔跤和骨折的发生。骨质疏松病人应尽量减少摔倒概率,以减少髋骨骨折及 Colles 骨折。

另外一方面,有氧运动还可使与骨代谢有关的激素或激素样物质发生积极变化,提高激素水平,参与骨代谢,从而对骨细胞分裂增殖、预防骨微细结构的改变起到显著促进作用。此外,有氧运动可提高消化功能,促进胃肠道蠕动,增加饮食中营养物质的吸收。

有氧运动的方式如慢跑、快走、踏车和登台阶等,可直接起到刺激骨形成和抑制骨吸收的作用。能增强背部、臀部和腿部的肌肉力量,让骨骼能更合理地支撑身体重量。

3.平衡训练 柔韧性训练能增加关节活动度,有助于身体平衡并防止肌肉损伤,同时有助于保持体型。伸展运动应该在肌肉充分活动后缓慢、温和地进行,应避免过度弯腰,以免发生压缩性骨折。

做体操、打太极拳等是预防跌倒、防止髋部骨折的重要运动方式。太极拳运动能减少跌倒发生率,尤其防止髋部骨折的发生率。骨密度很低和有多发性骨折的病人需要有肌肉对骨骼的保护作用,应进行增强肌力、提高平衡能力和灵活性的运动训练,但要避免脊柱屈曲的活动。对于骨密度明显降低,而且肌肉无力和有平衡障碍的病人,运动训练可加强协调和平衡能力,使其骨密度增高和肌力增强,可预防跌倒。

4.灵活性训练 可保持关节适当活动范围,能维持肌肉骨骼的正常功能。伸展运动分为动态和静态伸展两种。动态伸展运动是利用惯性屈伸关节,在运动前应做静态的伸展运动。中等强度的静态伸展运动,可减轻肌肉神经的张力,关节屈伸到一定姿势时维持 10～30 秒,伸展程度以不引起疼痛为限度。静态伸展运动发生外伤较少,适于中老年人的关节伸展运动,可每周进行 3 次。

〔专家提醒〕 需要注意的是,骨质疏松病人最该避免的运动是跳高、快跑等高强度运动;不要向前弯腰、扭腰、仰卧起坐等,不要打高尔夫球,否则会增加脊柱的压力,造成脊柱和腰部损伤。

(三)骨质疏松运动治疗的要求

1.骨质疏松合并急性下腰痛时应卧床休息 避免任何

形式的运动,这是骨质疏松运动疗法之一。

2.骨质疏松运动疗法应以伸展运动为主 仰卧起坐运动增加椎体前缘的压力,可导致椎体压缩性骨折。同时许多研究显示,背伸肌肌力与骨密度成正比,加强背伸肌的锻炼是骨质疏松性下腰疼痛运动疗法的主要内容。

3.骨质疏松运动疗法要控制运动时间和强度 运动时间应从分钟开始,逐渐增加至 30 分钟。锻炼次数每周 3~4 次。

4.腰椎骨质增生,康复运动顺序 康复 3 个月内是以腰部伸展为主,有氧运动为辅。康复 3 个月后以伸展和有氧运动结合为主,在保持伸展运动的同时,逐渐增加有氧运动内容,以增强心血管系统功能。

5.骨质疏松病人运动前的准备 治疗老年性骨质疏松运动前要做好准备活动,不可仓促上阵。因为老年性骨质疏松病人除了骨骼脱钙、强度下降以外,与骨骼相联系的韧带、关节囊及肌肉等组织的弹性、韧性及柔软性也都会降低。如果运动前未做充分准备,机体突然从静止状态进入运动状态,骨骼和软组织不能立即适应运动产生的牵拉、屈伸、扭转等作用,很容易造成软组织损伤,严重者还可出现骨折。为了防止不必要的损伤,运动前要充分活动身体的各关节,使之灵活;按摩肩部、臂部和腿部肌肉,使之放松;旋转腰部、颈部、髋部及脚踝,使之适应运动所要求的幅度,使身体各部位尽可能做到均衡运动。

6.锻炼中加强自我监控 骨质疏松病人在锻炼中要注意自我保护,学会自我监测,以防止运动损伤或骨折的发生。

进行自我监测时应对呼吸、脉搏、血压、休息、情绪、疼痛、疲劳、大小便等指标进行综合评估，不可仅以某项指标的好坏做出片面的结论，必要时应征询医生的意见。锻炼过程中，病人还应根据自己的体质、健康状况进行自我调节和控制，一般衡量运动量是否适合，常以脉搏数作为标准，步行活动后5～10分钟脉搏数恢复正常为适度。

（四）骨质疏松运动量因病情而异

　　骨质疏松多发于老年人及绝经后妇女，病人多伴有全身退行性变，表现为机体细胞、组织和器官的结构和功能不断减退，超负荷的运动量或不当的运动形式对病人往往是负担，能造成不良后果。这就要求病人依个体的年龄、性别、健康状况、体能及骨质疏松的程度选择运动的方式、时间、强度等。

　　1.轻微的骨质疏松　能持续正常的工作、生活者，可选择活动量较大的运动方式，如长跑、打拳、游泳、登山、打球等。

　　对骨质疏松病人比较有意义的锻炼方法是散步、打太极拳、做各种运动操，有条件的话可以进行游泳锻炼。踏步、步行、跳跃、踮足、蹬腿等都是比较简单易用的运动方法。在上述锻炼的基础上，如果病人身体允许，可以逐步过渡到登高运动，比如登楼梯、登山或利用人造阶梯器械进行运动。上肢骨骼的受力状况也很重要，可以用各种方式活动上肢，如做肩关节、肘关节、腕关节的屈、伸、旋转等运动，也可以手握一些重物进行运动。老年人在运动时要特别注意不要伤到骨头，选择的运动项目、运动量适度即可，像步行、慢跑、骑自行车等活动。

(1)体质较好者:可采取跑步、乒乓球、羽毛球,也可借助某些健身器材如跑步机、划船机等进行锻炼。这种形式对骨质疏松的治疗效果更显著。

(2)体质较差者:可采取散步、慢跑、打太极拳、练养生功、做体操等。通过有节奏的、持续的呼吸运动,可使人体获得更多的氧并加以充分地利用。同时对全身负重关节的持续刺激,较适合骨质疏松的治疗和预防。运动量由小而大,循序渐进。经过一阶段的锻炼,再根据各自的条件和习惯缩短或延长时间,或适当加大运动强度和运动量。

2.比较严重的骨质疏松 即不能持续日常工作的人,病情较重或体弱者,运动时间和量应酌情减少。可以选择活动量较小的方式,如原地踏脚、行走等。

日常生活不能自理,甚至必须卧床者,活动和运动仍然是必要的,可以让病人坐起来,协助他适当活动肩、肘、腕、手指、髋部、膝等关节,还可以让其坐在一个摇椅上,鼓励病人自己轻轻摇动椅子,达到运动的目的。

3. 合并有其他疾病的骨质疏松 骨质疏松且合并有其他疾病(如心肺功能不全)不能胜任中等以上强度运动的中老年人,可做一些体力消耗小的运动,如每天在阳光下散步1小时,每天打太极拳或做体操半小时,有能力的话还可进行游泳锻炼。长期卧床的病人应以被动运动为主,以维持关节活动和循环系统的功能。骨质疏松病人要想维持较高的骨量或延缓骨量的丢失,必须持之以恒地进行锻炼。

(五)最适合骨质疏松病人的八种运动

对于骨质疏松病人,西雅图市弗吉尼亚 Mason 医学中心的专家推荐目前认为最有用的 8 种运动方式。不过在付诸实践之前你需要咨询医生,看看这些运动是否会给你带来危险,然后你就可以努力去做好了。

第一种:太极

太极可以算是我们中国的国宝了,这是一种缓慢的、优雅的运动,强调身心协调,具有健骨的功能。一个发表于《内科医生与运动医学》杂志的研究发现,太极可以减缓绝经后女性骨质流失的速度,这些女性每天练习太极 45 分钟,一周 5 次,持续了 1 年,于其他人相比,骨质丢失的速度减慢了 1/3。试验的结果是用骨密度检查结果衡量的。

第二种:瑜伽

一项发表于《瑜伽杂志》研究结果发现,那些有规律的练习瑜伽的女性脊柱骨密度增加不少。这种缓慢的,精致的运动可以使髋部、脊柱、腕部骨骼密度增加,这些部位是骨折的好发部位。

像 Warrior Ⅰ 和 Warrior Ⅱ 一样站着的姿势可以使髋部和大腿的骨骼得到锻炼,而像下犬式(Downward Dog)的姿势则可以锻炼手腕、上肢和肩部的骨骼,Cobra 和 Locust 姿势可以保持脊柱的健康状态。此外,瑜伽还可以锻炼人的平衡,协调能力,能使人高度集中,保持身体的警觉状态,这样至少不会跌倒。

第三种：慢跑

这是一种永不过时的运动,跑步无论何时都受到女性朋友们的欢迎,它是使骨骼健康的好方式。在护士中进行的一个研究表明,每周跑步 4 小时,骨折的风险将降低 41%(与每周跑步时间少于 1 小时的人相比)。慢跑是最好的,不过也可以根据自身的健康状态调整速度。这是一项自由的运动,你在任何地方、任何时间都可以进行,即使是在旅途中。

第四种：高尔夫

可能有人不把高尔夫看成一项运动,即使运动也是贵族式的,不过如果你没有经济压力,高尔夫还是一项好运动。背着高尔夫包在大大的球场里追逐,击球的动作也增加了上半部身体的运动量。这所有的动作都有助于锻炼髋部和脊柱。

第五种：跳舞

也许你觉得这不可思议,因为你从来不是芭蕾舞明星,甚至说四肢不协调,但是真的都没有关系。莎莎舞、桑巴、伦巴、探戈等,这些都能让你心情愉悦,并且让你髋部骨骼更健康哦。

第六种：徒步旅行

采用这种方式时,双脚接触地面,可以增加骨密度,尤其是髋部骨骼,就像慢跑一样。如果你选择爬山,上山和下山的过程可以让更多的骨骼受益。

第七种：球拍类运动

网球、羽毛球等。每一次击球你都可以加强持球拍的上肢、手腕和肩膀的力量,在跑动的过程中也可以锻炼髋部,而在努力抢救位置较低的球时也锻炼了腰部。

第八种:力量训练

拉哑铃、健美操,都是增强身体耐力的方法。

〔专家提醒〕

如果你的骨骼已经处于虚弱状态,那么运动时你需要注意以下细节:

第一,因为骨折的风险比正常人大很多,所以对那些有可能让人摔倒的运动要格外小心,比如下山途中,溜冰。

第二,如果脊柱骨质疏松,那么在练习瑜伽时要避免过度后屈的动作

第三,决定进行任何一项运动之前要咨询医生,尤其是如果正在服用某种影响身体协调性和平衡状态的药物时更应注意安全。

第四,要有耐心。即使对骨骼生长速度极快的年轻人来说,重建健康的骨骼也需要3~4个月,对于骨质疏松病人或者老年人来说,这个过程就更长了。所以,在坚持运动的第一周后,不要期望骨密度检查的结果有任何改善。骨骼的变化是缓慢的,但是它确实在改变。

(六)骨质疏松运动量的把握

骨质疏松病人运动需要讲究科学,可根据自己的病情、能力、爱好制定科学的个人锻炼计划,把握好运动的度,选择运动项目要有目的,根据运动目的,运动项目的特点,兴趣爱好加以选择,有效地预防骨质疏松进一步发展。一般来说,老年人宜选择逐渐加量的力量训练,强调户外运动至少每天

1 小时。运动量以身体能适应为原则,由小渐大,以轻度疲劳为限。

1. 运动强度 从理论上说,运动强度越大,对骨的刺激作用也越大,越有利于骨密度的维持和提高,但中老年人只能循序渐进,切忌激烈运动。最好采取运动强度不大而运动时间稍长一些的方式。个别因骨折或某种原因需长时间卧床者,也要设法在床上坚持进行被动运动,最大限度减少骨量流失。

在一定的范围内,运动强度越大,对骨的应力刺激也越大,也越有利于骨密度的维持和提高。超过一定范围则有可能产生疲劳性骨折,而且每个人循环系统的承受能力是有限的。因此,在运动之前必须做必要的运动负荷试验,如平板试验、台阶试验、功率自行车试验。严格控制运动强度,根据心率判断运动量,老年人如果没有其他的疾病,把有氧运动强度设置为本人最高心率的 $60\% \sim 90\%$。最大心率=220—年龄;或运动中身体出现发热出汗、轻度疲乏、肌肉有酸痛感,但休息后次日能恢复,且精神愉快、精力充沛、食欲和睡眠正常表明运动量适宜。

2. 运动时间 运动时间没有统一的标准,但对一般有氧运动来说,运动强度大,时间应短些;运动强度小,时间则可稍长一些。大多数研究者把运动时间设置在 $30 \sim 60$ 分钟。骨质疏松的老年人要保证足够的睡眠,每天晒 1 小时的太阳,运动锻炼半小时或更长时间。晒太阳与运动锻炼开始时间要短一些,然后慢慢延长锻炼时间。

3. 锻炼的频率 主要根据受训者主观的感觉而定,以次日不感疲劳为度。一般采用每周 3～5 日为宜。锻炼次数太少效果不佳,而次数太多则会产生疲劳。一般每周锻炼 3～4 次,每次 30～60 分钟。

4. 锻炼的阶段性 许多学者认为坚持的时间越长越好,长期坚持有计划有规律的运动,建立良好的生活习惯,不但可以提高身体素质,而且对延缓骨质丢失有一定的作用。

〔专家提醒〕 骨质疏松病人在锻炼时,要注意观察周围环境及身体状况,以避免跌倒造成骨折,因为骨质疏松在骨折发生之前通常无特殊临床表现。

(七)骨质疏松病人日常生活需注意安全

骨质疏松的危害是易引发骨折,故应百倍提高警惕,生活起居不可掉以轻心。一般不宜睡太软的床,枕头不宜过高;尽量避免弯腰或抬举重物;地面拾物时先下蹲,同时保持腰背挺直;不要单脚站立穿裤;居室地面和浴室要注意防滑;平时行动要慢,走路时注意力集中,避免跌倒。总之,不可忽视生活细节中的安全,骨折往往在不经意间发生。

(八)运动疗法要持之以恒

科学研究认为,骨质疏松病人的运动疗法以天天进行最好,隔天或每周 3 次也能使身体达到相当健康的水准。但不可三日打渔、两日晒网,否则效果将不显。风雨雪天或酷热天气可在室内小范围进行,以保持锻炼之连续性。一般情况较好的病人,可选择一些自己感兴趣的运动项目,这样较易做到持之以恒,才能取得良好的效果。运动方式的原则是因人而异,量力而为。

由于运动增加的骨矿含量和骨密度在停止一段时间锻炼后,随年龄的增长又重新出现丢失的加速,骨密度降低。因此,必须长期坚持锻炼而防止骨质疏松。不要以增加运动锻炼来取代停经初期的激素替代治疗,运动和药物或营养综合防治骨质疏松的效果比任何一种单一手段的作用效果更佳。

三、骨质疏松的运动处方

运动处方是指针对个人的身体状况,采用处方的形式规定健身者锻炼的内容和运动量。运动处方与普通的体育锻炼和一般的治疗方法不同,运动处方是有很强的针对性、有明确的目的、有选择、有控制地运动疗法。

运动处方的内容应包括运动种类、运动强度、运动时间、运动频率、运动进度及注意事项等。

1.运动处方的制定过程 运动处方的制定严格按照运动处方的制度进行,首先医生会对参加锻炼者或病人进行系统的检查,以获得制定运动处方所需要的全面资料,以确定是否是运动的适宜者,有无禁忌证。其次,需要检测和评定锻炼者对运动负荷的承受能力和体能状况,以心肺功能为主,进行安静状态和运动状态下的生理功能检测,主要有心率、血压、肺活量、力量、耐力、速度和灵敏度等身体素质指标。最后,制定包含运动目的、项目、强度、时间、频率的详细安排,并在实行过程中进行检查和修正,以保证锻炼的效果。

2.运动处方内容举例

(1)有氧运动的运动方式:步行。

频率:每周 3~5 天。

运动时间:每次 20~30 分钟。

运动强度:40%~70%最大心率(女性最大心率=220－年龄,孙大妈今年刚好 60 岁,所以最大心率为 160 次/分钟,而需要达到的运动强度就是运动时心率达到 64~112 次/分钟)。

(2)力量锻炼运动方式:健身操。

频率:每周锻炼 2 天。

运动时间:每天 20~40 分钟。

锻炼强度:锻炼时使出 50%最大力量 1 次和 70%最大力量 3 次,循环 8 次为 1 组。

3.运动处方对运动频率的规定

(1)处于骨量增长期 30 岁以前人群的运动处方:频率每周 5~7 天,每次 30~180 分钟,如各种球类运动、跳舞、体操等。

(2)处于峰值骨量期 30~45 岁人群的运动处方:频率每周 5~7 天,每次 30~60 分钟。中等强度运动以慢跑为例,8 公里以内每日 1 次。可参加一些与年轻人一样的体力活动。

(3)处于骨量丢失期人群的运动处方:频率每周 5~7 天,每次 30~60 分钟。强度因人而异,心率在 100~130 次/分。加强腰部肌肉锻炼,多做髋膝关节内收、外展、屈伸练习,如做健身操、打太极拳、跳舞、扭秧歌、慢跑、散步等。

(4)病理状态下的体疗康复运动:应在医生和健身专家

指导下进行。可低强度慢走,心率在 100 次/分以下,每天1~2次。

四、骨质疏松病人的简易运动

研究证明,骨骼纵向的压力对于减少骨钙的丢失最为重要,因此运动疗法的设计首先要在纵向为骨骼加压力。也就是说,外界压力的传导方向与骨骼的轴线一致。例如,下肢的骨骼一般与地面垂直,因此运动产生的力量传导方向最好也与地面垂直,这样疗效最佳。人们可以因地制宜,同时因人而异做各种形式的运动。下面介绍几种简单易学的运动方法:

1.踏步运动和步行运动 根据此原理,原地做踏步运动和步行运动是骨质疏松最好的治疗方法。因为无论是原地踏步还是步行前进,人身体的受力都与地面垂直并沿下肢骨骼传导。由于下肢骨骼受到来自垂直方向力量的刺激,可以缓解骨质疏松的骨丢失。踏步和行走的时间,以及是否可在负重条件下运动应当根据患者身体状况等因素确定,不强求一致。

2.跳跃运动 跳跃时人的体重沿脊柱及双下肢向下传导,使骨骼上受力,有利于预防和治疗骨质疏松。这是一种可以和做游戏一样轻松愉快的锻炼方法,锻炼起来非常方便,动作和金鸡独立一样是用一只脚来承受身体的全部重量,不一样的是用一只脚着地,轻松、随便不停地跳着,能够跳多久就跳多久,感到有些累的时候休息一会儿或者随便活动一下,然后以同样的方式换另外一只脚继续进行单脚跳的锻炼,跳跃的时间及运动强度应根据病人的实际情况确定,不能强求一致。对于身体状况相对较差的病人,跳跃时可以扶墙、扶家具、扶树木等,必须小心,防止摔倒。

3.踮足运动　踮足运动有利于脊柱和下肢骨骼上压力的增加,有利于减少骨钙的丢失,尤其对骨质疏松造成脊柱弯曲(俗称驼背畸形)的老年病人,通过踮足运动,增加了脊椎椎体上骨小梁的密度,加强了腰背部肌肉的力量,起到稳定脊柱,较少椎体变形的作用。

病人站立位(必要时可以扶墙、扶树等,以稳定身体),深吸气后,慢慢将足跟抬起,用足前掌支撑于地面,维持 3～5 秒钟后放下足跟并呼气,反复进行 10～30 次。经过上述练习可逐渐增加踮足的频率和维持时间。在此基础上还可以双手提起数千克的重物做踮足运动,每日做 1～3 次。

4.蹬腿运动　对于年老体弱身体状态不好的骨质疏松者,可以在卧床状态下做运动疗法,可以通过做蹬腿运动达到治疗的目的。病人仰卧位,一侧下肢屈髋屈膝,到位后用力向前方蹬腿,使该下肢快速伸直并放下,双下肢交替做上述蹬腿运动,每次 10～30 下,每日 1～2 次,也可以双下肢同时做蹬腿运动。

5.登高运动　在上述锻炼的基础上,如果病人身体允许,可以逐步过渡到做登高运动。登高运动的目的与上述其他运动的目的相同,都是增加脊柱和双下肢骨骼上的压力或负荷,减少骨钙的丢失。登高运动的方式有登楼梯、登山及利用人造阶梯器械进行运动等方式,病人可以灵活掌握。

6.上肢屈伸运动 除了注意脊柱和下肢骨骼的受力外，上肢骨骼的受力状况也很重要。人们可以用各种方式活动上肢，如做肩关节、肘关节、腕关节的屈、伸、旋转等运动，也可以手握一些重物进行运动。

7.金鸡独立 自然站立，呼吸自然，全身放松，两臂自然下垂，然后提起一只脚，使身体的全部重量落在另一只脚上，也可靠着墙壁做这个动作，站不稳的时候就扶着墙壁继续站，感到有些累的时候休息一会儿或者随便活动一下，然后以同样的方式换另外一只脚继续进行单脚站立的锻炼。

对骨质疏松病人来说，上述各个动作每天累计锻炼的时间需1小时左右。需要注意的是，每天累计1小时最好分成3～4次来锻炼，避免一次运动量过大的情况。运动中一定注意身体许可，确保安全！

8.靠墙马步 这个动作主要锻炼腿部和臀部肌肉。做这个动作时先站好，把背部和臀部靠着墙（或者其他宽大稳固的物体表面都可以），然后向前迈一小步，两只手可以抱在胸前。屈膝，让身体慢慢下滑，直到大腿与地面基本平行，大腿和小腿基本成一个直角。然后腿部用力，再把身体推起来。注意在整个过程中，上半身一直靠着墙。如果您下滑了一半发现腿没劲了，那就不要勉强自己，做一半也有效果。

9.马步蹲起 双脚自然分开，双手抱于胸前，缓慢下蹲，然后恢复。这个动作看上去不难，但是有几个地方需要特别注意：一是下蹲过程中，膝盖不要超过脚尖。二是膝盖不要内扣也不要外翻，从前面看，小腿始终与地面垂直。还有一个需要注意的地方就是做这个动作时背部不要向后拱起，一定要保持背部的挺直。如果觉得这个动作简单,不妨试试单脚完成。

10.坐位屈膝抬腿　这个动作主要锻炼大腿的肌肉。先在椅子上坐好,双脚平放在地上,大腿与地面基本平行。将膝关节向胸部靠近,再慢慢放下。然后换一侧。在整个过程中,注意保持背部挺直,身体不要前倾或者后仰。这是个相对简单的动作,特别适合老年人来锻炼,如果您想增加难度,可以把屈膝变为直腿抬起。

11.提踵练习　这个动作主要锻炼的是小腿肌肉。人先站直,双腿同时用力抬起脚跟,用脚尖支撑身体,同时感觉小腿肌肉充分收缩,然后缓慢放下。这是一个非常简单的动作,可以在很多时候练习,比如等车、排队、看电视的时候都可以做。如果可能,可以试试在放下的过程中脚后跟不要完全着地,甚至只用单脚完成。

五、骨质疏松卧床老年人的锻炼方法

老年骨质疏松病人因行动不便及疼痛等原因,经常卧床休息或是运动很少,这不仅会加重骨质疏松病情,还可引发肌肉萎缩、关节僵硬等。病人要针对骨质疏松的好发部位如前臂、腰椎、股骨和下肢等进行专项练习。

1.腰背部肌肉锻炼　运动的方法是,立正姿势,足尖慢慢踮起,足跟抬高,挺胸抬头,然后足跟向下着地,反复锻炼并逐渐增加运动量和用力程度。经过一段时间之后,可在双手提起几千克重物的情况下反复做上述运动。这样有利于锻炼腰背部肌肉,预防驼背。

2.关节活动锻炼 可以用一只手托住另一只手,反复活动肘关节,也可以请别人帮助,抓住小腿或足部,活动膝关节和髋关节,这样可以有效地防止关节僵硬。

3.肢体肌肉锻炼 可做上肢抬高、平举,以锻炼臂部的肌肉;握健身球,以锻炼手部的肌肉;做下肢直腿抬高动作,以锻炼腿部的肌肉。亦可以通过反复、有规律的握拳,活动足趾、绷紧和放松大腿或小腿肌肉等方式进行肌肉锻炼,防止肌肉萎缩。

注意事项:在运动前要做好准备活动,充分活动身体的各关节,使之灵活;按摩肩部、臂部和腿部肌肉,使之放松;旋转腰部及颈部,使之适应运动所要求的幅度。各种运动方式应交替进行,在耐力运动中穿插适当的爆发力运动和休息,对防治骨质疏松、增加骨量更有利。

六、骨质疏松病人的体操疗法

正规的体操锻炼可使腰椎骨密度明显增高。这是由于体操进行的锻炼强度大,而且锻炼总包括有不同方向的应力。这是一种较为合适的锻炼方法,由于它对骨有各种不同的力,如压力和剪力,从而可有效增加骨密度。可见如果要预防腰椎骨折,体操锻炼是比较有效的运动项目。

急性期,是指急性腰背疼痛,伴有新的椎体压缩性骨折。

1.治疗原则 卧床休息1～2周。

2.卧位姿势 仰卧位时,膝关节保持轻度屈曲位,膝关节下方垫一软枕。俯卧位时,将枕头置于腹部,上肢伸向前方。侧卧位时,下方的上肢肩关节屈曲 90°,肘关节屈曲,前臂置于枕旁,髋、膝关节屈曲,膝关节处夹一软枕。急性期卧位姿势见图 1～3。

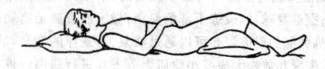

图 1　仰卧

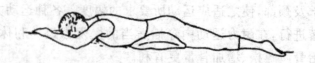

图 2　俯卧

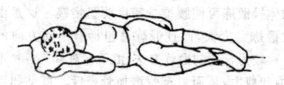

图 3　侧卧

　　3.骨质疏松治疗体操　从第 3、4 周开始,可以根据病情进行治疗性体操和平行棒内步行锻炼。按照医生的指示进行,一般每日一套,每套各动作完成 10 次。疼痛加重时停止锻炼,复诊。

第一节:俯卧位,背肌锻炼(图 4)。

第二节:膝手卧位,背肌锻炼(图 5)。

第三节:仰卧位,腹肌锻炼(图 6)。

第四节:搭桥式腹肌锻炼(图 7)。

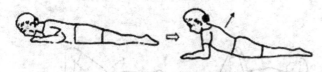

图 4　俯卧位,背肌锻炼

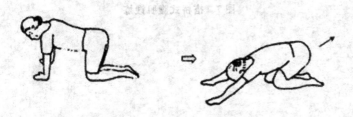

图 5　膝手卧位,背肌锻炼

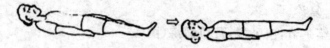

图6　仰卧位,腹肌锻炼

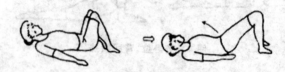

图7　搭桥式腹肌锻炼

第八章　骨质疏松的积极预防

　　骨质疏松是老年人常见的晚年疾病之一，骨质疏松对健康的危害性很大，为了避免这样的危害，就要提早的预防。

　　很多人以为骨质疏松就是单纯缺钙，认为补钙就可以。实际上，骨质疏松并不是简单的缺钙，而是机体衰老、疾病及药物等各种因素综合影响导致的结果。中国老年学会骨质疏松委员会专家指出，预防骨质疏松有三大举措：营养、运动、光照。在女性 35 岁以前，男性 40 岁以前，可以采用各种方法使之峰值骨量越高越好，之后则要采取措施延缓骨量丢失。

　　《骨质疏松防治中国白皮书》呼吁人们，为避免骨质疏松的困扰，应采取每天喝 400 毫升牛奶、晒 10 分钟太阳、走 20 分钟路、不吸烟、不酗酒的健康生活方式；中老年人，特别是 50 岁以上的人群，每年进行 1 次骨密度检测。

一、骨质疏松提倡三级预防

　　骨质疏松是一种进行性全身性骨骼疾病，其特点是骨量减少，骨组织微结构发生破坏，导致骨脆性增加和骨强度下降，易发生骨折的骨代谢性疾病。由于骨质疏松发展是长期的、隐蔽的，因此骨质疏松又被称为"寂静的杀手"，容易被忽视,往往在疼痛加剧或发生骨折后才引起重视。因此,早期的预防是延缓骨质疏松的最好方法。

(一)一级预防

首先,要保持积极乐观的情绪、平静和谐的心境。其次,从儿童、青少年开始要注意膳食营养搭配合理,如注意合理膳食营养,多食用含钙、磷高的食品,如鱼、虾、虾皮、海带、牛奶(250毫升含钙300毫克)、乳制品、骨头汤、鸡蛋、豆类、精杂粮、芝麻、瓜子、绿叶蔬菜等。尽量摆脱"危险因子",坚持科学的生活方式,如坚持体育锻炼,多接受日光浴,不吸烟,不饮酒,少喝咖啡、浓茶及含碳酸饮料,少吃糖及食盐,动物蛋白也不宜过多。晚婚、少育,哺乳期不宜过长,尽可能保存体内钙质,丰富钙库,将骨峰值提高到最大值是预防生命后期骨质疏松的最佳措施。加强骨质疏松的基础研究,对有遗传基因的高危人群重点随访、早期防治。

儿童、青少年时期每天运动时间不少于1小时,成年人每天运动时间不少于30分钟,适宜的锻炼项目包括打太极拳、做广播操、健步走、爬楼梯等。

建议在早晚阳光较柔和的时候坚持每天进行日光照射,每日1次,每次30分钟左右。坚持良好的生活方式,尽量摆脱"骨质疏松的危险因子",不吸烟,不饮酒,少喝咖啡、浓茶,谨慎使用影响骨代谢的药物。

(二)二级预防

骨质疏松高危人群作为重点防护对象,尽早进行有效的治疗,防止骨量继续快速丢失;加强监控及健康指导,采取针对性措施,避免骨折的发生。

首先,对高危人群进行评估,特别是绝经 5～15 年的妇女;或长期的钙摄入不足;缺乏运动或长期卧床;体重过低或有吸烟、酗酒、经常饮含有咖啡因饮料的不良习惯;或家族中母亲或姐妹有人发生骨质疏松者,符合以上条件者为骨质疏松的高危人群,建议每年进行 1 次骨密度检查,对骨密度偏低或骨密度每年明显减少者,应及早进行治疗并予以重点监护。

其次,在妇女绝经过渡期及绝经后 3～5 年应开始进行雌激素补充治疗,同时还要坚持长期预防性补钙,以安全、有效地预防骨质疏松。服用钙剂最好与食物同时进行或餐后 30 分钟内服用,建议同时摄入充足的维生素 D 以保证钙在胃肠道中被充分吸收,它能将钙的胃肠吸收率提高 1～5 倍。还要积极治疗与骨质疏松有关的疾病,如糖尿病、类风湿关节炎、脂肪泻、慢性肾炎、甲状旁腺功能亢进、甲亢、骨转移癌、慢性肝炎和肝硬化等。

另外,跌倒是骨折最常见的危险因素,因而防止跌倒是预防骨质疏松引起骨折的重要措施。穿舒适防滑的平底鞋,脚掌与地面保持大的支撑面,变换体位时动作不能太快,站稳后再移步。体育锻炼要适度,避免受伤;步态不稳、下肢肌力较差的老年人应拄拐或戴腰围保护等措施预防跌倒。

(三)三级预防

退行性骨质疏松是骨骼发育、成长、衰老的基本规律,但受着激素调控及营养状态、物理因素(日照、体重)、免疫状况

（体质、疾病）、遗传基因、生活方式（吸烟、饮酒、咖啡、饮食习惯、运动、精神情绪）、经济文化水平、医疗保障八个方面的影响，若能及早加强自我保健意识，提高自我保健水平，积极进行科学干预，退行性骨质疏松是可能延缓和预防的，这将对提高我国亿万中老年人的身心健康及生活质量具有重要且现实的社会和经济效益。

〔专家提醒〕 骨质疏松的三级预防是一个相互关联的整体，各类人群应有侧重地进行防治，不可将三级预防分割开来。应在专业人员的指导下进行，才能取得较好的效果。

二、运动预防骨质疏松最安全

老年人预防骨质疏松有很多的方法，平时要注意运动，但是力度不能太多，还有就是要注意食补，要多吃一些对骨骼健康有帮助的食物。

1.运动对预防骨质疏松的作用 运动和体育锻炼在老年性骨质疏松的预防中起重要作用，有着药物不可替代的功效。

（1）运动可促进全身血液循环，骨骼通过血流量的增加可得到充足的营养物质和无机盐，从而减慢骨骼的衰老和退行性改变的速度。

（2）运动时骨骼的受力明显增加。在受力的情况下，成骨细胞及其他有利于骨骼的生长因子代谢活跃，使骨骼的生长及更新加快，骨的密度和强度也明显增加。

（3）运动可以增加肌肉的力量，让中老年人较不容易跌倒，减少发生骨折意外的伤害。

(4)运动时全身新陈代谢加快,食欲增加,促进了营养物质的吸收,可以弥补钙、磷等物质的不足。

2.预防骨质疏松的运动方式 有研究发现,经常参加运动的老年人的平衡能力特别好,体内骨密度要比不爱运动的同年纪老年人的骨密度高;并且他们不容易跌跤,这就有可能有效地预防骨质疏松。下面介绍三种预防骨质疏松的运动方式,病人可以根据自己的情况,选择适合自己的。

(1)主动运动:可根据需要进行单关节或多关节联合运动,单向或多方向运动,不同幅度、速度的运动。主动运动应用最广泛,可用于恢复肌力、增强活动范围、改善肌肉协调性,以及增强肌力、耐力等。

(2)助动运动:适用于创伤后无力的肌肉或不全麻痹的功能练习及年老体弱病人。当骨质疏松的病人患肢没有足够的力量来完成主动活动时,由治疗师或本人健侧肢体或利用器械提供力量来协助患肢活动。助动运动应以主动运动为主。为尽快恢复肌力,助动主要加于活动范围的开始和结束部分,中间部分由患者主动收缩完成。每次运动后给予休息。随着肌力不断恢复,可逐渐减少助动成分。

(3)被动运动:适用于各种原因引起的肢体功能障碍,能起到放松痉挛肌肉,牵伸挛缩肌腱及关节囊,恢复或维持关节活动度的作用。进行被动运动的注意事项:被动运动顺序是从远端开始至近端,用于改善肢体血液淋巴循环;被动活动肢体应放松,置于舒适体位;被动活动关节时,治疗师的一手固定关节近端,另一手活动关节的远端。在活动中稍加牵引,并对关节稍加挤压;被动活动时,治疗师手法应缓慢柔和,有节律性,避免撞伤性动作,并逐步增加关节活动度;被动运动应在无疼痛范围中操作。

3.预防骨质疏松的运动项目与补钙　骨质疏松的预防从运动开始,选择适合自己的、力所能及的一至二项运动,长久坚持,形成规律。建议年长者应每周运动至少 3 次,每次 40～50 分钟,这样将有助于维持骨质密度,减缓骨质疏松的发生,提高中老年人的健康水平。

常见的运动项目有走路、慢跑步、打太极拳、慢蹲状态、做广播体操、打球等。活动最好在室外进行。运动对于预防骨质疏松减少跌倒骨折都很有帮助。

除了运动,基础性的营养补钙也是预防骨质疏松的一个重要方面,从年轻时期就开始注意预防骨质疏松,使自己在20～30 岁之间达到良好的骨密度高峰对于预防老年时期患骨质疏松也非常有好处。

三、预防骨质疏松的运动操

1.负重箭步跳

(1)做法:上身挺直,双脚自然分开,保持与髋关节同宽即可,双手握哑铃(或负重矿泉水),双腿成箭步向下快速蹲,同时双臂自然下垂,再交换双腿快速跳起,小臂向上抬起,注意靠腿部力量跳跃。

(2)次数:每组 10～15 次,做两组。

2.高抬腿

(1)作用:在短时间内达到热身效果,跳跃动作主要靠腿部完成,高抬腿可让腿部肌肉、韧带、关节都活动开,避免损伤。

(2)做法:双手依靠在固定点上(如墙面),挺胸收腹,做原地踏跑似的动作,注意腿部向上抬起时,尽量保证大腿与地面平行,落地时腿要蹬直。

(3)次数:初学者连续做 30 秒,腿部力量加强后可增至 45 秒,直至 1 分钟。做两组。

3.四角跳跃

(1)做法:在脚的前方置放障碍物(如书本、皮球)。上身挺直,双脚自然分开,保持与髋关节同宽即可,腿部屈膝,注意膝关节不要超过脚尖,身体向前微倾,双手背后,靠腿部力量向障碍物的四个方向跳跃,注意动作的连续性,注意下落时不要站直,而是还原到起始动作。

(2)次数:每组 10～15 次,做两组。

4.蛙跳

(1)做法:上身挺直,双脚自然分开,保持与髋关节同宽即可,腿部屈膝,注意膝关节不要超过脚尖,身体向前微倾,双手背后,靠腿部力量向前跳跃,跳跃过程中注意身体要展开,收紧腹部,下落时不要站直,而是还原到起始动作。

(2)次数:每组 10～15 次,做两组。

5.原地跳跃

(1)做法:上身挺直,双脚自然分开,保持与髋关节同宽即可,腿部屈膝,注意膝关节不要超过脚尖,双手自然打开,靠大腿的力量,让身体尽量向上跳跃,注意还原下落时一定不要站直,而是还原到起始动作,以缓解膝关节的压力。

如果觉得单纯做跳跃运动很枯燥,也可以跳绳代替,或者用手象征性地在身体一侧晃动跳绳,只要规律地跳起来就能达到目的。

(2)次数:每组跳跃 10～15 次。

〔专家提醒〕 老年人的骨骼因为疏松而变得脆弱,但只要保护得好,就像一个玻璃杯那样,不坠地碰撞也不会碎,因而防止跌倒是预防骨质疏松引起骨折的重要措施。

四、饮食均衡有效预防骨质疏松

美国每年由骨质疏松引起的骨折大约为 150 万例,常年累积的钙流失,会让人的骨骼非常脆弱。专家指出,保证营养均衡充足,注意锻炼,能有效预防骨质疏松。

1.饮用鲜奶 加利福尼亚大学生物学教授保罗·索特曼博士说:"人们的日常饮食中钙含量不足,无疑是导致骨质疏松的最大原因。"一般来说,成年人一天应该喝牛奶 400～500 毫升,即两袋牛奶;至少要喝 250 毫升左右,即 1 袋牛奶,最好是 750 毫升左右,但最多不宜超过 1 000 毫升。

2.服用补钙药物 虽然我们有丰富多样的食物可供选择,但因为个人体质不同,以及对营养吸收程度的差异,很多人从食物中获得的钙无法达到甚至远远达不到日摄入标准。医生建议,在保持合理膳食的前提下,每天可服用 500～1 200 毫克补钙药物,服用剂量应根据实际情况,谨遵医嘱。

3.同时补充锌、铜、镁 大量医学文献中均指出,如果人体缺乏这三种矿物质当中的任意一种,都会对骨骼的健康产生负面影响。当它们互相合作时,补钙效果最好。

锌的日需求量为 10～15 毫克;铜和镁的日需求量都是 2 毫克。过量的锌会阻碍人体对铜的吸收,因此一定要注意保持摄入量的平衡。

4.勿忘维生素 研究人员让 70 名已过更年期的女性每天服用 1 毫克(1 000 微克)维生素 K,持续 3 个月后发现,这些女性的尿液中流失的钙数量明显减少。

维生素 K 的日需求量为 80 微克。只需保持合理的日常膳食,人体便能轻易地获取足够的维生素 K。水果、绿叶蔬菜、块根类蔬菜和乳制品都是维生素 K 的最佳食物来源。

5.摄入微量的硼 硼能够影响骨骼和矿物质的新陈代谢,具有减少钙和镁从尿液中流失的作用,因此有助于预防骨质疏松。但大可不必服用补充硼的药物,只要多吃些水果和蔬菜即可,如吃 1 个大苹果,便能获取 0.5 毫克硼,满足人体对硼的需求。

6.摄入蛋白质 从日常膳食中获取蛋白质,对于骨骼的形成和全面健康都很重要。

7.预防骨质疏松的 3 种蔬菜

(1)高丽菜:高丽菜因为营养价值有如菜中的高丽参而得名。高丽菜之所以有抗骨松的效果来自当中的维生素 K,骨骼的保健除了需要钙质之外,还需要多种营养素来帮助骨骼的新陈代谢,维生素 K 就是其中一种,维生素 K 可以帮助钙质、维生素 D 的吸收,是预防骨质疏松不可或缺的营养素。

选购原则:选购时要选有重量,整颗完整无破裂、斑点的为佳。保存方面,建议买回来后将最外面的两三叶深绿色叶片剥除,再用来包住没有使用完的高丽菜,或是用白报纸包裹后,放在阴凉通风处或冰箱冷藏室保存。

具体作用:帮助钙质、维生素D吸收。

注意事项:高丽菜清洗时要一叶一叶摘下来用水清洗,以免虫卵隐藏在叶内。

(2)洋葱:过去我们只知道洋葱具有杀菌及增加免疫力的效果,现在瑞士的研究发现,停经后的妇女经常食用洋葱可以有效阻止骨骼中的钙质流失,预防骨质疏松;国际知名的权威期刊《自然》更提出最新研究报告,指出洋葱是最能够防止骨质流失的一种蔬菜。

选购原则:选购时应该选择球体完整,外观没有腐烂、伤痕、龟裂者为佳。保存方面,没去皮的洋葱不耐寒,摆在阴凉的通风处保存即可,如果是切开的洋葱则宜放在冰箱冷藏,并且尽速食用。

注意事项:洋葱内有挥发性硫化物,食用过量可能会有胀气的情况。

(3)茭白:许多人看到茭白上的黑点会挑过不吃,以为是坏了,其实这些小黑点正是茭白可以抗骨松的重点,这些黑点是一种名为"菰黑穗菌"的真菌类,对于一些代谢有正面的效果,可以延缓骨质的老化。

选购原则:饱满的茭白代表水分充足,茭白身直皮光滑的肉较嫩,如果茭白身扁瘦、弯曲、形状不完整的则口感较差;另外,顶端茭白壳过绿或是茭白部分为青绿色的,代表茭白已经老化,口感不佳。保存方面,如果不是马上烹调,建议买回来不要剥掉外壳,先用报纸包住再套上塑胶袋后放入冰箱,可保存4日左右。

具体作用:延缓骨质老化。

注意事项:茭白为凉性蔬菜,女性经期前后及体虚患者不宜食用;此外,茭白也有丰富草酸盐,肾功能衰退、泌尿道结石患者需禁食。

建议多吃豆类和绿叶食物,如花椰菜、黄豆、蛋黄、小白菜、芹菜、芝麻酱、芥蓝、羽衣甘蓝、芥菜、豆腐、虾皮、甘薯等。

〔小贴士〕

预防骨质疏松小经验

(1)常喝酸奶可预防骨质疏松:充足的营养成分在预防和治疗骨质疏松上起到了关键作用,而钙、维生素 D 等微量元素最为关键。虽然对于钙的很多研究结果还莫衷一是,但普遍认为钙元素对任何年龄人士的骨质都有很好的作用。而奶制品所提供的维生素 D 非常高,并且把钙元素和维生素 D 结合在一起,对骨骼的好处更明显了。我们从食品标签中可以获知,很多奶制品,包括酸奶在制作时都添加了维生素 D,人们在选购时不妨多"垂青"这一类食品。

(2)常喝绿茶可防骨质疏松:喝茶除了抗癌、降胆固醇,还对预防骨质疏松有好处。调查发现,常喝茶的人骨密度较高。爱喝茶的人髋关节骨折的概率比较低,爱喝茶的妇女在停经后的骨密度也比不爱喝茶的妇女高。

(3)预防骨质疏松多吃大豆制品:研究表明,大豆中的异黄酮可能有助于保持骨骼的质量。有吃大豆食品传统习惯的日本妇女,尽管每天钙摄入量仅为 400～500 毫克,远低于美国妇女每日 1 200 毫克,但其骨质疏松引起的骨折发病率却仅为美国妇女的一半。因此,多吃大豆制品有助于防治骨质疏松症,强壮骨骼。

(4)洋葱可预防骨质疏松:研究显示,洋葱具有防止钙质流失而预防骨质疏松的功效。此外,洋葱还含有硒及类黄酮成分,具有抑制恶性细胞生长的功效。

有时间的民众可以试试洋葱派。先将洋葱切丝,以慢火炒到熟透,并添加培根、百里香及胡椒,再取鸡蛋、牛奶及鲜奶油与起司一同打匀待用。取酥皮一张,放入烤箱烤至定型后,将炒好的洋葱铺上,再淋上打好的鸡蛋鲜奶油,以180℃隔水烤20分钟。或者在海苔上面铺上寿司饭、熏鲑鱼,上面再放上切成细粒的洋葱,加上胡椒粉、水果醋、橄榄油,用紫苏叶卷起即成"洋葱熏鲑鱼"。

(5)适量喝啤酒降低骨质疏松发病:研究发现,经常喝啤酒的女性骨骼会变强壮,从而降低患骨质疏松的概率。研究者咨询了1 700名平均年龄48岁的健康女性,了解她们喝酒的习惯。

并对她们进行超声波扫描,结果显示喝啤酒的女性手部骨骼更加紧密,少量饮用啤酒也能保持骨骼健康。科研人员发现喝啤酒较少的女性(每天少于一品脱)与中度饮啤酒的女性骨骼状况一样良好,这说明即使喝少量啤酒也会预防骨质疏松。

五、预防骨质疏松要多户外活动

户外活动可接受日光照射,日光照射可使皮肤中7-脱氢胆固醇生成维生素 D,再经肾转化后具有活性的维生素

D_3，维生素 D_3 可促进肠道内钙的吸收。户外运动不仅能通过全身运动促进骨密度增强，还可以因为太阳光的照射，增加人体维生素 D 的合成。每日晒太阳 20 分钟左右，对骨质疏松有很好的预防作用。所以，户外，特别是阳光下的户外运动是预防骨质疏松的好办法。

日光照射可使皮肤中 7-脱氢胆固醇生成维生素 D，而维生素 D 是骨骼代谢中必不可少的物质，能促进钙在肠道中吸收，再经肝肾转化后形成具有活性的维生素 D_3，维生素 D 可促进肠道内钙的吸收，坚持每天接受半小时的日光照射可有效地预防维生素 D 的缺乏，建议在早晚阳光较为柔和的时候进行，每日 1 次，每次 30 分钟左右。

六、良好生活习惯可防骨质疏松

不良生活习惯如长期吸烟，大量喝酒，常喝碳酸饮料都可以加速骨质疏松的发生。良好的生活习惯对预防骨质疏松有着非常重要的作用。注意保证足够的睡眠时间，每天晒 1 小时的太阳，劳逸结合，戒烟限酒。

烟酒嗜好不利于骨骼的新陈代谢，因酒精引起的器官损害可抑制钙与维生素 D 的摄取，还抑制维生素 D 的活化，酒精还有直接抗成骨细胞的作用，酒精性骨质疏松伴有极其显著的骨小梁断裂。

烟碱能增加骨吸收，吸烟会加速骨质的吸收，抑制骨形成，影响骨峰的形成。女性吸烟者的停经年龄较早，常易发生厌食和肺功能受限。此外，吸烟可加速雌激素灭活和分解。

尽量减少富含磷质的食物如肉类及可口可乐。喝浓咖啡能增加尿钙排泄、影响身体对钙的吸收。

彻夜唱卡拉 OK、打麻将、夜不归宿等生活无规律，都会加重体质酸化。

摄取过多的盐及蛋白质过量亦会增加钙流失。当然，锻炼后可少量多次喝些淡盐水和低糖水，防止发生抽筋；可以吃些巧克力，补充体力，加快身体功能的恢复。

七、引导孩子预防骨质疏松

我们的骨骼看似静止，实际上一直处于骨形成与骨吸收的交互作用之中。从出生开始，骨形成要大于骨吸收，骨骼一天天变得结实和强壮。20 岁以前骨骼沉积速度最快，20 岁时基本达到人的最高骨量的 90%，到 30～40 岁达到骨量的最高点，即峰值骨量。30 岁以前骨骼的储备明显大于支出，储备越多，以后发生骨质疏松及骨质疏松性骨折的风险就越小。30～40 岁时，骨形成和骨吸收处于平衡状态。大约 40 岁后，骨骼的吸收大于形成。妇女大约在 35 岁时丢失骨松质，约 40 岁时开始丢失骨密质，随着年龄增长，在所有骨骼部位均可发生骨丢失。在整个生命过程中，妇女可能丢失骨密质的 30%，还可能丢失骨松质的 50%。女性更年期骨量加速流失，伴随着雌激素的缺乏，这种加速的骨丢失可持续 5 年以上。骨丢失加快导致骨质疏松的发生。

骨骼是否能达到最好状态，与遗传和环境因素等有关。应该教育、引导青少年自幼注意饮食，加强锻炼，从小就让骨头长得结实。骨量的积累大部分发生在儿童和青少年时期。我国的男孩和女孩 19 岁以前，骨量达到接近 90%，必须教育青少年不要放过剩余的 10%，青春期也要很好地加强营养、锻炼。骨骼最强健的年龄段是 25～40 岁，也就是说该年龄段骨骼达到了最高的骨量和最好的质量。

目前普遍存在对骨质疏松的片面理解，即骨质疏松只是由于骨丢失而造成的。实际上随年龄增长，任何人一般都伴随骨量丢失。如果在儿童和青少年时期骨量没有达到理想的高峰值（峰值骨量），即使没有骨丢失加速也会导致骨质疏松的发生。因为，任何人任何时候的骨密度都是峰值骨量和骨丢失量两者的综合。因此，骨质疏松的治疗重在早期预防，要投资就要抓一个"早"字。

1.积累骨资本要从小做起 很多人到老年后才想起补钙预防骨质疏松，其实不然。骨骼是一个动态的器官，身体会不停制造新的骨组织，而旧的骨组织会被分解及取代。当我们的年龄超过 30 岁以后，制造骨组织的速度开始相对减慢，如果一个人年轻时的骨质已经较少和骨质流失速度比较快的话，年老时患上骨质疏松的概率便会增加。因此预防骨质疏松要扭转观念，必须从小就要给孩子灌输储存"骨资本"概念。

2.女性在妊娠期间就该注意摄取足够的钙质 以让孩子自胎儿开始就有足够钙质，这对孩子的影响很大，会使小孩成人后的骨骼更为坚强。

3.年轻时要获得理想的峰值骨量 过了 40 岁，骨质流失的速度就超过形成速度，骨量开始下降，骨质逐渐变脆，随着年龄增长,发生骨质疏松和骨质疏松性骨折的概率也增加。如果年轻时期忽视运动,饮食结构不均衡,导致饮食钙的摄入少,达不到理想的峰值骨量和骨骼质量,就会使骨质疏松在较早的年龄出现。因此,我们呼吁:骨质疏松的预防要及早开始,在年轻时期获得理想的峰值骨量,从而一生拥有健康的骨骼。

4.终身足够的钙摄入可预防原发性骨质疏松 研究表明,生命前期(包括儿童期、青春期和成年早期)足够的钙摄入能获得最佳峰骨量,进而减少生命后期发生骨质疏松的危险性;绝经后妇女增加钙摄入,能减缓骨钙丢失,进而减少骨密度降低到骨质疏松水平的危险。

现已认识到,对于绝经后和老年妇女,只要长期补钙,而不论病人年龄,亦不论钙剂的种类,都可在不同程度上通过抑制骨吸收来减少骨丢失和骨折的危险性。补钙对骨骼的益处,在低钙摄入者、绝经时间较长者、对肢体骨及与维生素D联用者更为明显。

八、男性预防骨质疏松分阶段进行

1.青少年期

(1)早晚各一杯牛奶。一般来说,1~7岁儿童的钙摄入量应保证每日800毫克,青春期为每日1 000~1 200毫克。儿童应养成每天喝奶的习惯,早晚各一杯250毫升的普通牛奶就可以为身体提供大约500毫克的钙,一些强化了钙和维生素D的食品补钙效果更好。牛奶中不仅钙含量高,吸收率也高,是其他钙补充剂无法比拟的。此外,虾皮、海带、芝麻酱、骨头汤等食物含钙也十分丰富。

(2)注意多食用富含钙的食品,如牛奶、豆制品等。如果孩子存在偏食、挑食等问题,也可以吃一些钙补充剂,但一定要适量。因为补钙过量可能出现身体水肿、多汗、厌食、恶心、便秘、消化不良,严重的还容易引起高钙尿症,可能限制大脑发育,影响生长。

(3)坚持锻炼,多做"日光浴",不吸烟酗酒,少喝咖啡、浓茶和碳酸饮料。尽可能在年轻时就将骨峰值提高到最大值,为今后储备最充足的骨量。这是骨质疏松的预防措施之一。

2.中年期

(1)多晒太阳多吃鱼。40岁后,尤其是妇女绝经后,由于胃肠道功能逐渐减退,钙吸收减少而流失增加,人体骨量丢失速度加快,体内的钙呈负平衡。45岁以后,每10年骨骼脱钙率为3%。

(2)建议每1~2年进行1次骨密度检查。进行长期预防性地补充钙和维生素D,坚持良好的生活习惯,如规律的体力活动、合理的膳食营养、不吸烟、少饮酒,可有效地预防骨质疏松。

(3)每天两杯奶还是补钙的根本。同时,为了延缓骨钙的流失,多吃些富含维生素D的食物也是关键。食物中的维生素D主要存在于鱼肝油、深海鱼(如沙丁鱼)、动物肝脏、奶油及蛋黄等动物性食品中。但需要注意的是,这些动物性食品往往胆固醇含量很高,血脂高的人不宜多吃。每天晒20分钟到半小时太阳,也可以促进维生素D的生成,提高补钙效果。

(4)膳食中钙、磷比例适宜时,也能促进钙的吸收,成年人以1:1或1:2为宜。磷在食物中分布很广泛,无论动物性食物还是植物性食物都含有丰富的磷。由于磷是与蛋白质共存的,因此瘦肉、蛋、奶、干豆类、花生、坚果、粗粮中含量都很高。

3.老年期

(1)首选钙补充剂:这一时期由于人的消化和吸收能力进一步下降,通过食物摄取足够的钙比较困难。因此,辅助添加适当的钙补充剂是有必要的。年轻时不喝奶或喝奶少的人、有骨质疏松家族史、骨折史、肠道消化功能障碍的人都应该在绝经期后通过钙补充剂来补钙。一般来说,无机钙补充剂(碳酸钙等)吸收效果更好,一般吸收率可达35%～37%,而有机钙的吸收率在15%～25%。不过,有机钙对肠胃造成的刺激更小,耐受性更好,适合于有消化功能障碍的人。

(2)在这个阶段限制蛋白质的摄入量也很重要:很多老年人为了让身体"强壮",也像年轻人一样大量吃蛋白粉等保健食品。但是,蛋白质摄入量过高可增加尿钙的排出量。因此,上了年纪的人,尤其是女性,一定要限制蛋白质的摄入量。

(3)吸烟与饮酒是导致钙流失的大敌:香烟中含的尼古丁和咖啡因,可加速钙的排出。酒有干扰维生素D代谢和加速钙排出的作用。所以,中老年人想要保持骨骼健康,戒烟限酒是最基本的要求。

(4)坚持适当运动、加强防摔措施,预防骨折:老年人仍应积极补充钙和维生素D。如已发现骨密度低下或已患有骨质疏松,可适当配合药物治疗,阻止骨丢失并降低骨折风险。

九、女性预防骨质疏松要"护骨"

俗话说,"人老骨先衰",阻止骨质流失是一生的功课。对于女人而言,随着年龄的增长,体内雌激素分泌会不断降低,容易造成骨质流失,严重时易患骨质疏松。所以,女人特别需要做好"护骨"的工作。

护骨也要分年龄段,从 20 岁开始,以 10 年为一个阶段,都有具体的护骨重点。

(一)20～29 岁,养成好习惯

人在 30 岁以前,骨的容积及质量随生长发育不断增加,直至骨骼发育完成,骨量储备达到自身的峰值水平。

如果把骨量看成一个银行账号,那么在 20 多岁时就要"努力存钱,少花钱"。喝奶、晒太阳、吃蛋白质含量高的食物、锻炼身体,能为你的骨骼银行"存钱",夯实骨峰值。但是,下面这些坏习惯则会让你"大笔破费"。

1.不运动 经常锻炼有助于增加骨骼压力,促进造骨细胞形成,保护骨密度。每天进行 20～30 分钟的跑步和举重等运动最理想。

2.饮食不合理 吃肉太多会导致膳食总蛋白质过剩,进而增加尿钙的大量流失。经常喝碳酸饮料的人发生骨折的危险增大,原因是其中的磷酸成分影响骨质沉积。咖啡和茶碱也会影响钙吸收,最好在饭后两三个小时再喝,对钙吸收

的影响较小。

3.过度减肥和防晒 年轻人特别是女性,为了减肥,常以蔬菜和粗纤维食物为主,高蛋白食品摄入不足,导致营养不良,影响骨的生长发育和骨量。

夏天不少女性担心晒黑,不爱出门或是抹上厚厚的防晒霜,阻止皮肤合成维生素 D,阻碍了骨质的吸收。

4.吸烟酗酒 烟酒对骨骼的伤害一直没被人们重视。大量研究已经证明,吸烟会影响骨峰值的形成,导致骨密度降低;过量饮酒会使肝功能受损,从而使维生素 D 的代谢受到影响,不利于骨骼的新陈代谢。

(二)30~39 岁,学会减压

人在 30~39 岁时,骨代谢处于相对平稳期,骨量丢失缓慢。除了继续保持良好的生活习惯,也要关注下面几件事。

1.学会减轻压力 此年龄段的人面临生活工作双重压力,皮质醇等压力激素会抑制骨骼生长,加速骨质流失。抑郁症对骨骼也有类似的负面影响。因此,调节好压力有助于保护骨骼健康。

2.孕期补足钙 孕期胎儿需要从母体中获得大量钙。如果妇女不能获得充足的钙和维生素 D,日后骨密度会大量减低,严重影响生活质量。

3.当心药物风险 治疗哮喘、炎性肠道疾病、类风湿关节炎等的糖皮质激素类药物,会通过干扰钙质吸收而损害骨骼健康。服用前最好向医生咨询,加用一些抗骨质疏松药物。

(三)40～49岁,关注慢性病

40岁后,骨质开始缓慢下降,之后的10年内要开始留心自己的身体变化,一些慢性疾病可能会不知不觉盯上你。即使身体很健康,也应开始评估自己的"骨质疏松危险"。

1.注意月经异常 月经不规则或出现"跳月"(隔月1次)可能是进入围绝经期的信号。这时候应该加强力量锻炼和主动实施补钙的骨骼保护计划。当月经不规则时,骨密度下降就开始了。

2.当心两个"骨质窃贼" 40岁后,甲亢和2型糖尿病发病率更高,前者会加速骨质流失,后者会增加骨折危险。

3.评估骨质疏松的高危因素 高危因素包括:成年后骨折过、有骨质疏松家族史、太瘦、吸烟、绝经过早(40岁前)等。看医生时,将这些情况如实告知,必要时接受骨密度检查。

(四)50～59岁,测骨密度

女性绝经期及绝经后出现骨量快速丢失,男性骨质也有下降,但幅度没有女性大。

1.增加钙摄入量 50岁后,女性每天应补钙1.2克。同时补充1000～1500国际单位的维生素D。补充前,务必征求医生意见。

2.定期查骨密度 女性绝经后应每隔3～5年检查1次骨密度。测量骨密度的黄金标准方法是"双能X线吸收测量法"(DEXA),可测量髋骨、脊椎或全身任何部位的骨量,精确度高,对人体危害较小。

3.注意背痛 椎骨骨折在年过 50 岁的人中十分常见，而且容易被忽视,症状常为背部突然疼痛。出现这种情况最好去医院检查,如不干预,骨折会反复发生。

4.积极治疗 多种治疗方法有助绝经女性控制骨质流失。比如,二磷酸盐类等药物疗法、激素替代疗法、选择性雌激素受体调节剂疗法等。

十、绝经女性预防骨质疏松的方法

1.及时补充雌激素 雌激素参与女性骨骼的形成,促进钙在骨骼中的沉淀,使骨密度升高。女性绝经后雌激素分泌减少,可导致逆向改变,使骨骼中的钙逐渐流失,导致骨质疏松。女性绝经后应及时补充雌激素,阻止钙质的流失。在补充雌激素前,一定要到医院检查身体,并在医生指导下根据个体情况选择最佳治疗方案。

2.应用骨吸收抑制药 对于不适合或不愿意接受雌激素替代治疗的绝经妇女,也可接受骨吸收抑制药的治疗。二磷酸盐类药物是有效的骨吸收抑制药,绝经妇女可长期坚持预防性治疗。但患有骨软化症及严重肾功能损伤的妇女不能使用。

3.补充钙和维生素 D 钙、维生素 D 等是形成骨的重要原料,绝经女性每天钙的摄入量不应少于 800 毫克,可以多吃牛奶、乳制品、大豆、鱼虾、海带、紫菜、黄绿色蔬菜含钙丰富的食物;可以适量吃些动物肝脏、鱼卵、奶油、坚果、蛋黄、瘦肉等富含维生素 D 的食物及多晒太阳,以补充维生素 D。

4.养成良好的生活习惯 绝经女性更应养成良好的生活习惯,饮食营养应均衡,保证足够的能量摄入。应该经常进行体育锻炼,体育锻炼可使新陈代谢速度加快,使绝经后女性体内雌激素分泌增加,减少骨质流失。

十一、老年人预防骨质疏松的方法

1.饮食预防 合理膳食是预防骨质疏松的重要措施之一。由于钙参与骨的代谢,是形成骨的重要营养元素,在日常饮食中增加钙的补充是有效的预防措施。众多研究证实,在儿童期或青春期进行补钙能够有效地预防骨质疏松的发生。

(1)摄取食物中的钙比补充钙剂更有效。含钙量高的食物有牛奶、奶制品、豆类、芝麻等。

(2)维生素D可促进肠道对钙的吸收,参与骨重建的调节。动物肝脏、奶油、蛋黄、鱼子、海鱼及鱼肝油等含量较多。

(3)适量的蛋白质摄入有助于钙的吸收,过高过低均不利。大豆蛋白的摄入有利于钙的吸收,特别是大豆中含有异黄酮,有较好的预防骨质疏松的作用。

2.运动预防 运动锻炼是通过肌肉张力的机械应力刺激成骨细胞,促进骨形成和骨重建,可以维持或增加骨量,而且增加骨的弹性。中年时期运动可对机体产生多方面的益处。

十二、骨质疏松性骨折的预防

骨折是骨质疏松最严重的后果。骨质疏松病人在日常生活中容易发生的骨折类型主要有以下两类：①普通骨折，常见于四肢和骨盆等部位。②压缩性骨折，常见于脊椎骨椎体。骨质疏松病人要想减少或避免骨折的发生，必须加强预防。

1.确定高危人群，重点预防 评估骨质疏松性骨折危险因素。骨质疏松性骨折的高危因素包括高龄、女性绝经后、骨折家族史、低体重、钙和维生素 D 摄入不足、不良的生活方式（吸烟、过度饮酒、过多饮用咖啡和碳酸饮料、缺乏体力活动和体育锻炼、患有影响骨代谢的疾病（如甲亢、糖尿病）或长期服用影响骨代谢的药物（如糖皮质激素和利尿药）等。对其采取骨折风险评估，帮助分析可能诱发骨折的因素，提出预防骨折的措施。

2.对高危人群的安全防护指导 外伤容易引发骨折，但对跌跤所造成的危害性病人往往认识不足。调查发现，骨质疏松患者骨盆骨折 50％以上都是跌跤造成的。加强对骨质疏松老年人安全防护指导，告诉他们跌倒的不良后果及预防措施，如上厕所、起床、洗澡等要站稳后才移步，提高动作的协调性；上下楼梯、乘公共汽车要扶着扶手；地板不宜过湿，穿舒适且防滑的鞋，以防地板打滑引起跌倒；高龄骨质疏松病人应减少到人群聚集的地方，以减少碰撞；对步态不稳、下肢肌力较差的老年人备有拐杖辅助。

负重是造成骨质疏松病人脊椎骨压缩性骨折发生的主要原因，虽然有时这种负重程度和正常时候相比简直是微不足道。但调查发现，肥胖的骨质疏松病人发生脊椎骨骨折的危险性和严重程度明显高于体重正常者，骨质疏松病人的骨骼有时可能连自身的重量都承受不住,更不要说进行其他的剧烈活动了。平时注意保持良好的姿势,避免负重,必要时使用腰围,有利于预防椎体骨折的发生。

3.老年人运动方式与环境要求 预防骨折最有效的措施除使骨峰值达最大、延缓骨量丢失。适量运动可明显提高肌肉的力量,增强肌肉对关节的控制,减低摔倒的概率。同时肌肉力量的增加可有效降低骨质丢失的速率;运动可明显加速血液循环,避免关节僵硬,有效提高神经系统的调控能力,减少跌倒,降低骨折危险性。

无严重慢性病和行动障碍的老年人,可适当参加户外群体活动。户外活动可开阔胸怀,呼吸新鲜空气;日光照射皮肤有利于体内维生素的合成和钙的吸收。外出运动最好结伴同行,如遇有跌倒危险时可相互提醒。

改善居住和交通环境是减少摔倒的外部条件。居住环境应适合老年人的特点,室内灯光明亮,光线分布均匀,地板平坦,使用防滑地砖,避免碰撞、滑倒。物品摆设不宜太高,方便取放。卫生间设坐厕并安置扶手,床的高低也要考虑到方便老年人。避免因居住环境因素引发跌倒。

4. 骨质疏松的干预治疗 从饮食中摄入足够的钙和维生素 D,钙的来源主要是奶制品、豆制品、海产品如牛奶、海鱼、豆腐、芝麻、蔬菜等。研究证明,钙剂和活性维生素 D 能提高老年人运动的协调性。护理人员应科学地指导病人正确服用钙剂和维生素 D,但须慎重,以防产生不良后果。科学选择抗骨质疏松药物,在医师指导下正规应用,可有效降低骨质疏松性骨折的发病率。

十三、男性要特别警惕骨质疏松性骨折

传统医学观点认为,骨折通常由严重外伤引起,骨质疏松性骨折多见于女性。然而,最新研究表明,男性因骨质疏松骨折的风险并不低。

一项研究针对 4 000 名 60 岁以上的男性和女性进行了长达 16 年的跟踪调查,结果发现,一旦发生了首次骨折,60％的人会在 10 年内再次骨折。

对于女性来说,第二次骨折的风险要比从未骨折过的人高 95％;而对男性来说,则高 2 倍半。也就是说,一个 60 岁的女性在发生过一次骨折后,其再次骨折的风险相当于一个 70 岁的人;而 60 岁男性骨折一次后,再次骨折的风险则相当于一个 80 岁左右的老年人。

这项研究最重要意义在于发现了骨质疏松导致的高骨折风险并不是女性的专利,特别是对于骨折过一次的男性来说,其骨折风险已经达到了与女性相当的水平。

因此,专家建议,无论男女一旦发生首次轻微骨折,比如在大街上因摔跤或被绊倒而骨折,就应该首先想到是否与骨质疏松有关,尽早去做一个骨密度测试。如果确认是骨质疏松,则需要接受增强骨骼的治疗。此外,专家还指出,曾服用过类固醇或肿瘤治疗药物的男性,以及那些有吸烟史的男性,要特别注意检查他们的骨骼是否健康。

十四、未来骨质疏松的防治工作

《骨质疏松防治中国白皮书》对我国骨质疏松流行病学调查和骨质疏松预防状况、我国政府在防治骨质疏松方面的政策、我国治疗骨质疏松的主要药品和诊断手段进展等情况进行认真的总结,全面反映我国骨质疏松防治工作现状,通过对现有资料的调查和分析,提出以下建议:

第一,通过政府和非政府途径,继续加强对骨质疏松防治的基础和临床研究的投入。

第二,加强骨质疏松的专业教学,尽快把骨质疏松列入医学生教材,同时也列为在职医护人员继续教育培训内容,从而提高医务人员对骨质疏松的认识和重视。

第三,提高医院对骨质疏松的诊疗能力,对于发生骨折和腰背疼痛的病人及时进行诊断和治疗;条件许可时,应设置骨质疏松专科门诊,并按不同医院级别或经济水平配置相应骨密度仪(超声或 DXA)。

第四,按照安全、有效、经济、伦理和人文等原则定期评估骨质疏松现有的诊疗标准和方法,并在基本医疗目录中及时列入或剔除。

第五,加强科普教育,提高高危人群对骨质疏松的认识,重点是通过建立切实可行的多喝牛奶、多晒太阳、多运动的健康生活方式,提高青少年的峰值骨量、保持青壮年骨骼健康、中老年人每年检测骨密度和改善其居住环境的途径来保护和提高国民的骨骼健康水平。

附录一 维多利亚宣言（摘要）

《维多利亚宣言》又称 1702 宣言，是世界卫生组织 1992 年在加拿大维多利亚召开的国际心脏健康会议上发表的。宣言认为：当前主要的问题是在科学论据和民众之间架起一座健康金桥，使科学更好地为民众服务。这座健康金桥有四大基石，它们是合理膳食，适量运动，戒烟限酒，心理平衡。这四大基石构成了健康的生活方式，它能使高血压减少 55％，脑卒中减少 75％，糖尿病减少 50％，肿瘤减少 1/3，平均寿命延长 10 年以上，而且不花什么钱，因此健康方式很简单，效果非常好。

一、合理膳食

1.概括为"五个数字" ①每天一杯牛奶，确保 250 毫克的钙。②每天 250～350 毫克的糖类，相当于 6～8 两的主食。③每天吃 3～4 份高蛋白食物。④四句话，即有粗有细，不甜不咸，三四五顿，七八分饱。⑤500 克的蔬菜和水果，能减少癌症发病率一半以上。

2.概括为"五种颜色"

(1)红：指的一天吃 1～2 个西红柿（减少前列腺癌的发病率），适量红葡萄酒、红辣椒（改善情绪）。

（2）黄:指黄色蔬菜,如胡萝卜、红薯、南瓜、西红柿、西瓜等,这些食物维生素 A 丰富。

（3）绿:指绿茶及绿色蔬菜,特别是绿茶含有抗氧化剂,可以抵抗自由基的侵害,延缓衰老。

（4）白:像燕麦粉、燕麦片,不但降低胆固醇,降低三酰甘油,对于糖尿病病人和减肥的人也有很好的效果。

（5）黑:黑木耳可以降低血液的黏度。

（一）维多利亚宣言提出的六种适合长期饮用的饮料

1.绿茶　含有茶多酚,它具有抗癌作用。乾隆皇帝每天早中晚喝三次绿茶,他活到 89 岁。日本人提倡喝绿茶,日本人的调查报告显示:若每天喝四杯绿茶,可以阻止癌细胞扩散,即使癌细胞已经在扩散了,也可以延迟九年死亡。日本现在已经开展了"一杯茶"运动,中小学学校每天给学生提供一杯绿茶。另外,绿茶里含有丰富的氟。氟具有坚固牙齿和消灭菌斑的作用。此外,绿茶还含有茶丹灵,而茶丹灵具有柔韧人体血管的功用。这样可以预防脑出血等血管破裂病症。夏天人易出汗,出汗带走了身体的钾元素,多喝绿茶有利于增加钾元素。

2.红葡萄酒　红葡萄皮上含有逆转醇,它是抗自由基的,因此可以延缓衰老。它的另外两个功效是降低血压和降低血脂。血脂高容易让人心脏停搏。尤其是老年人,应该注意少吃过大过硬过热过黏的食物。酒量限制:红葡萄酒每天100～500 毫升,白酒每天不超过 10 毫升,啤酒每天不超过

300毫升。

八字结论：小量饮酒，健康之友！吃红葡萄，不吐葡萄皮！

3.豆浆　在豆类食品里讲。

4.酸奶　平衡身体里有益细菌和有害细菌数量，比牛奶好！

5.骨头汤　里面含有琬胶，延年益寿。

6.蘑菇汤　提高身体抵抗力，即免疫力。

国际年龄新标准：45岁以内青壮年，45～60岁中年人，61～75岁老年前期，又称为准老年人，76～90岁为老年人。

(二)食品

亚洲食品金字塔：谷类、豆类、菜类。

现在中国人喜欢吃麦当劳的汉堡包，在欧美只有领救济的人才吃汉堡包。长期吃汉堡包的人容易得肥胖病。

1.荞麦　预防糖尿病，荞麦含有亚油酸，它具有降血压、降血脂和降血糖的作用。另外荞麦还含有约18%的纤维素能预防胃肠道疾病。

2.薯类　山药、土豆都属于薯类。多吃薯类有利于"三吸收"：吸收脂肪、吸收糖、吸收毒素。

3.燕麦　降低胆固醇和甘油三酯。对肥胖型的糖尿病人和生长发育期的儿童尤其好。英国撒切尔夫人吃燕麦最为出名。

4.小米　适合晚上喝小米粥治疗失眠症有奇效。

5.芝麻　在日本是最有益的传统食物，适合各个年龄段的人群。

"大豆行动计划"——一把蔬菜一把豆一个鸡蛋加点儿肉（日本人提倡的每天饮食计划）。

6.豆腐　含有异黄酮,预防和治疗乳腺癌。其同类产品豆腐脑和豆浆也对身体大有好处。

7.蔬菜

(1)胡萝卜:养眼蔬菜含维生素 A,保护黏膜防感冒多吃头发好皮肤好。而且胡萝卜在高温下不损失营养成分。

(2)南瓜:白色南瓜常吃不得糖尿病。

(3)苦瓜:常吃不易得糖尿病。

(4)西红柿:抗癌,尤其是妇产科癌——宫颈癌、卵巢癌。还对男性的前列腺癌、睾丸癌、膀胱癌和胰腺癌都有很好的预防作用。西红柿吃法:加温与鸡蛋一起做西红柿炒鸡蛋或者西红柿鸡蛋汤。生吃是不会有任何抗癌作用的。因为西红柿本身不抗癌,番茄素才具有抗癌作用,通过加温使之释放出来对癌细胞产生抵抗作用。

(5)大蒜:大蒜本身不抗癌,大蒜素抗癌,大蒜绝对不能加温! 正确的大蒜吃法是:把大蒜切成片放在空气中 15 分钟,使大蒜素与空气中的氧气结合然后生吃大蒜片。如果觉得味道难闻可以咀嚼点茶叶、花生米、山楂片去味儿。大蒜被誉为"广谱抗生素"是治疗肺病的良药。

8.黑木耳　治疗心肌梗死。

9.花生米　花生米的红衣比花生米的果实含磷高 40倍,欧美吃花生米不吃皮,老头老太太吃花生米红衣越吃越糟糕。花生米的红衣有止血的功效。

10.花粉 营养价值高。

美国总统里根 78 岁仍日理万机,因为他长期服用花粉的缘故。

一代女皇武则天到 70 多岁仍然皮肤姣好是服用花粉的缘故。

慈禧太后也是一个花粉爱好者。

法国的模特儿没有一个不服用花粉的,用来保持身段苗条。

在超市买花粉要经过四道工序方可食用:剥壳→破壁→消毒→脱敏。

在日本食用花粉消除老年斑、妊娠斑、雀斑等已经成为一种时尚。

另外,花粉对前列腺增生(晚上起夜两次以上就是前列腺增生)临床上有 97%的治愈率。

对治疗习惯性便秘、结肠癌和直肠癌都有良好的效果,因此在美国花粉被誉为"肠道警察"。

建议:减肥和健美多多食用花粉!

食物黄金分割:副食:主食=6:4,粗食:细食=6:4,安静:运动=6:4

生新儿和 5 个月以内的婴儿喂母乳最好。

11.海藻(螺旋藻) 奥运会运动员都常用海藻。海藻是 21 世纪最优质的蛋白营养基,最均衡的碱性食品。在日本每年消耗的海藻有 500 吨左右。

宇航员的太空食品大多是海藻。

主张用海藻稳定血糖,治疗心脑血管病、糖尿病、溃疡病、肝炎。

藻复康玉清液物理屏障不易受辐射影响。建议多喝绿茶,多吃青菜萝卜防辐射。

郑板桥诗云:青菜萝卜糙米饭,瓦屋天水菊花茶。

二、适量运动

生命在于运动,但要适度,每个人要根据自己的实际情况,选择合适的运动方式,养成科学的运动习惯。对于多数健康人来说,衡量运动适量的标准,目前国际上流行采用心跳速度的幅度来衡量:(220－年龄)的 $65\%\sim85\%$,只要在此范围内运动,都能收到最佳效果,并能保证运动的安全性。

以老年人为例,世界卫生组织认为,走路是最佳的运动,但要注意"三五七"的要诀,"三"指每次步行三千米,时间超过 30 分钟;"五"是说每星期最少运动 5 次;"七"指的是"年龄＋心跳"得数不要超过 170 次。另外,还可以练练太极拳。研究表明,坚持练太极拳的人神经平衡功能可以年轻3～10年。

三、戒烟限酒

吸烟对人体百害而无一利,可以引起慢性支气管炎,肺部疾病,还增加了心脏病和高血压的危险,因此要把烟戒掉。

适量饮酒可以促进血液循环,过量就会对五脏的健康不利,影响消化吸收和营养物质的新陈代谢,对各种疾病的治疗和康复也有较大的负面影响。

戒烟限酒"5、15"：如一时戒不了，则每天吸烟不超过 5 支；可以不饮酒，如果饮酒，每餐饮酒酒精含量不超过 15 克。适量饮酒对身体有好处。

四、心理平衡

这是最关键的一条，比其他一切因素都重要；因为心理平衡的作用超过一切保健措施的总和。

世界卫生组织指出，生理、心理、社会人际适应的完满状态才是健康，心理健康，生理才能健康，古人说："恬淡虚无，真气从之；精神内守，病安从来"，就是这个道理。谁会自我调节，心态健康，谁就拥有一个健康的身体。

心理健康，就是我们所说的保持良好的心态，因为疾病在很大程度上受心理因素的影响。美国科学家曾经做过试验，他们给高血压患者服用了装满淀粉的胶囊，却告诉他们是降压药，结果再次检测时，许多人的血压恢复了正常，大量研究表明，心理健康的人抵抗力强，少得病，即使生病也会很快痊愈。

那么，怎样保持稳定的心态呢？三句话：正确对待自己，正确对待他人，正确对待社会。也就是说，一方面要正确对待自己，不要居功自傲，也不要妄自菲薄；另一方面，正确对待他人，正确对待社会，永远对社会存有感激之心。此外，还要做到三个快乐：顺境时助人为乐，平常时知足常乐，逆境时自得其乐。

"冰冻三尺，非一日之寒"，保持心理平衡需要科学理论与生活实践的长期磨炼。

哲学家说，"性格决定命运"，在我们看来，"生活方式决定健康"。只要按照科学规律生活，就能健康享受每一天，实现个人幸福，家庭幸福，社会幸福。

附录二　世界骨质疏松日

1.概况　世界骨质疏松日最早是在 1996 年由英国国家骨质疏松学会创办,从 1997 年由国际骨质疏松基金会(IOF)赞助和支持,当时定于每年 6 月 24 日为世界骨质疏松日。其宗旨是为那些对骨质疏松防治缺乏足够重视的政府和人民大众进行普及教育和信息传递提供了一个非常重要的焦点信息。随着参与国和组织活动逐年稳定地增长,世界骨质疏松日的影响日益扩大,到了 1998 年世界卫生组织(WHO)开始参与并作为联合主办人,担当了一个非常重要的角色,并将世界骨质疏松日改定为每年 10 月 20 日。

骨质疏松已成为困扰老年人群的主要疾病,其发病率已经紧随糖尿病、老年痴呆而跃居老年疾病第三位。骨质疏松最大的危害是易导致骨折,与骨质疏松相关的骨折在老年人中发病率高达 30% 以上。近年来年轻的都市女性患骨质疏松的人也越来越多,乱减肥、怕日晒、少运动是主要原因。

骨质疏松已成为影响中老年人生活质量的流行病,对人体健康的危害是多方面的,如造成腰酸背痛、变矮和驼背,影响生活质量。但其最大的危害还是容易发生骨折,发病率为 27.5%~32.6%,许多患者因此致残,50% 的患者需全天候生活护理,20% 的患者长年照顾。此外,尚有 15%~ 0% 的患者会因各种并发症死亡,存活者也会因残疾致使生活质量大大降低,给家庭和社会带来沉重的负担。

专家们提醒,任何人都可能患骨质疏松,骨质疏松常常可引发其他严重的并发症。导致骨质疏松的原因包括:遗传因素,营养失衡,活动量不足,长期酗酒、吸烟和嗜食含咖啡因的食品,以及长期服用抗生素、糖皮质激素、利尿药等药物。

专业人士建议,人们平时在饮食上应多摄入含有丰富钙质及维生素D的食物,要养成进行户外运动的习惯,养成良好的生活方式,不吸烟,不酗酒,定期去医院做骨密度的测试,并在医生的指导下服用防治骨质疏松的药物。

2.节日主题　世界骨质疏松日从1998年至今,每年开展骨质疏松日全球活动均发布一个开展主题,以达到全球统一行动,取得更好实效。

1998年世界骨质疏松日主题:"政府行为"(意在向政府宣传,引起政府对防治骨质疏松的重视和支持)。

1999年世界骨质疏松日主题:"早期诊断"。

2000年至2005年,为了使世界骨质疏松日主题与骨质疏松家族成员紧密联系在一起,提出了"向你的骨骼投资"作为这5年的主题。但在2002年至2005年的副标题各不相同:2002年世界骨质疏松日的副标题是"男性骨质疏松";2003年世界骨质疏松日的副标题是"提高生活质量";2004年世界骨质疏松日的副标题是"男性骨质疏松";2005年世界骨质疏松日的副标题是"关注男性骨质疏松"。

2006年世界骨质疏松日主题:"营养与骨质疏松症"。

2007年世界骨质疏松日主题:"关注并减少骨质疏松风险"。

2008 年世界骨质疏松日主题："站起来,为您的骨骼呐喊!"

2009 年世界骨质疏松日主题："让您的骨骼站起来"。

2010 年世界骨质疏松日主题："不要让骨质疏松折弯你的脊梁"。

2011 年世界骨质疏松日主题："关爱你的骨骼,早期预防三步走:运动,维生素 D 及钙剂"。

2012 年骨质疏松日主题："知晓并减少你的骨质疏松危险"。

2013 年骨质疏松日主题："预防骨质疏松——多晒太阳勿乱减肥"。

2014 年骨质疏松日主题："关注骨骼健康,不要让骨质疏松折弯您的脊梁"。

3.预防宣传　预防从儿童抓起,青少年是骨发育的关键时期,大约 20 岁以前能获得 90% 以上的骨密度。因此,预防骨质疏松应从三方面着手:一是从儿童期开始,每天喝一袋牛奶,进食豆类蛋白 150 克,糖类 300~400 克,蔬菜、水果500 克,并通过经常的户外活动和晒太阳,获取足够的维生素 D;二是加强对高危人群的监测,如有遗传因素的人,过于消瘦的人,做了子宫卵巢切除、闭经早的人,嗜烟酒的人,患有内分泌疾病,长期服用糖皮质激素等药物及长期卧床的人等,都属高危人群,要定期监测骨密度,如果骨密度低于正常指标骨峰值均数 2.5 个标准差就要接受正规的治疗。

骨质疏松是中老年人的常见病、多发病,位居中老年人五大疾病患病率之首。严重地危害老年人的健康,已成为当今世界广泛关注的严重社会问题之一。

要进一步加强骨质疏松的宣传教育，使全社会认识到骨质疏松的普遍性和危害性，使广大的骨质疏松患者能够早期发现、早期诊断，以便得到及时治疗，最大限度地减少骨质疏松对中老年人的危害。

2000年，国家卫生部正式加入世界骨骼与关节健康十年(2002年至2011年)行动。这项活动的目标是：增进世界范围内患有肌肉与骨骼疾病患者的健康，进一步改善人们的生活质量。

中国老年学学会骨质疏松委员会从1997年以来，一直积极地参与和支持这项活动。卫生部疾病控制司每年都下达文件希望更多的人参与骨质疏松的宣传、预防活动。